やせを防いで治療効果を高める

がん悪《あく》液《えき》質《しつ》に立ち向かう食事

医療解説　森 直治
愛知医科大学 緩和ケアセンター・栄養治療支援センター

栄養指導　竹内知子・原 なおり・土田実佳
愛知医科大学病院 栄養部

料　理　清水加奈子

女子栄養大学出版部

はじめに

　がん患者さんはしばしば、がんそのものや抗がん治療の影響で栄養状態が悪化し、筋肉量が減少する「悪液質（カヘキシア）」に陥ります。この状態は患者さんの体力や免疫力を低下させ、治療効果や生活の質（ＱＯＬ）にも大きな影響を与えます。しかしながら、悪液質の予防や対策は、いまだ医療現場で充分に認識されていない分野の一つであり、日本のみならず世界じゅうで重要な課題とされています。

　筋肉量の減少は、単に活動性を低下させるだけでなく、がんに対する免疫機能や身体のほかの重要な働きにも悪影響を及ぼします。そのため、適切な栄養管理と身体活動を通じ、栄養状態の悪化を防いで筋肉量を維持することがなによりも重要です。しかし、単になにか特定の栄養素を多くとればよいというものではありません。バランスのよい食事を適切な量でとることが基本であり、たんぱく質は通常より20～30％多めにとることが推奨されます。ただし、トータルのエネルギー量が不足している場合には、たんぱく質は筋肉の材料として活用されるのではなく、エネルギー源として消費されてしまいます。このようなバランスのとれた栄養管理の重要性は、多くの国際的なガイドラインでも強調されています。

　一方で、患者さんやそのご家族にとって、がんと向き合いながら食事に気を配ることは容易ではありません。「これを食べればかならずよくなる」という特効薬的な食事は存在しないため、不安やとまどいをかかえるかたも多いことでしょう。また医療者にとっても、がん患者さんの栄養ケアは専門的な知識と多職種連携が求められる分野です。そのため、患者さんご本人、ご家族、そして医療者が同じ目標に向かい、理解を深めながらとり組むことがたいせつです。

　本書は、がん患者さんの栄養ケアに長年とり組んできた愛知医科大学病院のスタッフが、その知見と経験をもとに監修しました。がんの悪液質対策を念頭に置き、実際の現場で役立つ情報をまとめています。患者さんやご家族には日常生活や食事の指針として、また医療者には栄養ケアを実践するさいの参考として、本書が多くのかたに役立つことを願っています。

　本書を通じて、がんに向き合う皆さまが少しでも栄養状態を改善し、心身ともによりよい生活を送れるようお祈り申し上げます。

医師　**森　直治**

抗がん剤治療や放射線治療などのがん治療を受けていると、思いがけない体重減少に遭遇することは少なくないでしょう。体重が減ってしまったことを、あたりまえだと思って放置せず、体重や骨格筋量を維持することは、がんの治療を継続するための必要なケアであることを理解し、対処していくことが重要です。「悪液質」やその対処策を理解することで、かかえる悩みの解決につながることがあるかもしれません。

また、がん患者さん本人と患者さんを支えるご家族の多くは、食べたくても思うように食べられないなどといった、栄養や食に関するさまざまな苦しみをかかえています。その症状や訴えは多種多様、人それぞれで、一般的な対処策では改善しない場合もあり、病気が悪化しているのではないかなどの不安を感じることがあるかもしれません。そのさいは、近くにいる医師や看護師、管理栄養士などの医療者にぜひ相談してください。医療者は、患者さんやご家族に寄り添い、おひとりおひとりに合った解決策をともに考え、食べられない苦しみをとり除き、栄養状態の低下を改善していきたいと考えています。

本書を通じ、「悪液質」が広く認識され、がん患者さんの生活の質（ＱＯＬ）が向上し、食に関する苦しみの軽減につながりましたらたいへんうれしく思います。食事はいつでも楽しみの一つであってほしいと願っています。これまでの病院勤務での経験を活かし、がん患者さんとご家族がかかえる栄養や食に関する悩みの解決につながればと思い、今回、編集のお手伝いをしました。実際に愛知医科大学病院でがん患者さんに提供している評判のよいメニューや、家庭で手軽に調理することができるメニューを中心に掲載しました。食べる喜びを感じることは、がん患者さんのＱＯＬの維持向上に密接につながります。本書が、皆さまの食にまつわる想いと喜びの支えになりましたら幸いです。

管理栄養士　**竹内知子**

content

第3章 食欲が出てくる料理

箸《はし》が進む！　食べやすい肉料理

毎日食べたい　パサパサしない魚料理

レパートリーを広げたい　卵料理

栄養アップの大豆・大豆製品料理

ビタミン、ミネラル、食物繊維の宝庫　野菜料理

本書の見方

その料理について、味の特徴、作り方の利点、食べやすさなどのポイントを記載しています。

材料はおもに２人分。エネルギーおよびたんぱく質、食塩相当量の表示は１人分です。

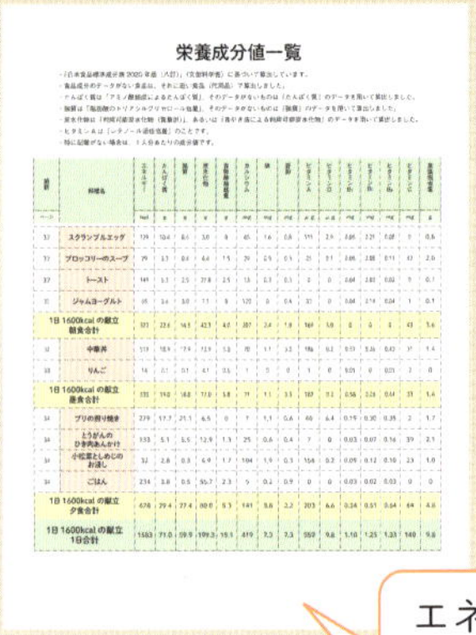
栄養成分値一覧

スクランブルエッグ
ブロッコリーのスープ
トースト
ジャムヨーグルト
1日 1600kcal の献立 朝食合計
中華丼
りんご
1日 1600kcal の献立 昼食合計
ブリの照り焼き
とうがんのひき肉あんかけ
小松菜としめじのお浸し
ごはん
1日 1600kcal の献立 夕食合計
1日 1600kcal の献立 1日合計

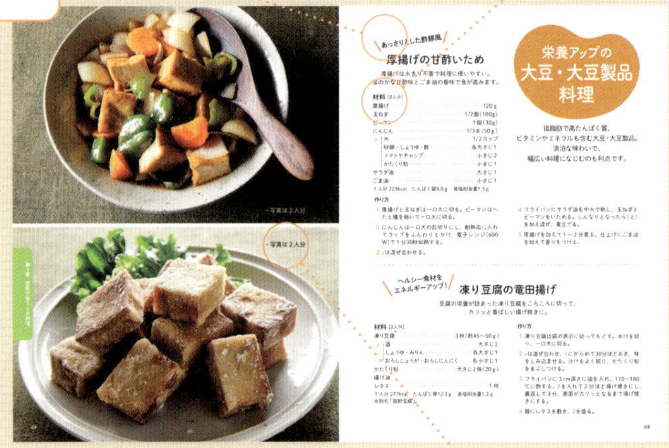
写真は２人分

あっさりとした酢豚風
厚揚げの甘酢いため
厚揚げは水きり不要で料理に使いやすい。ほのかな甘酢味とごま油の香味で食が進みます。

材料［2人分］
厚揚げ……120ｇ
玉ねぎ……1/2個(100g)
ピーマン……1個(30g)
にんじん……1/3本(50ｇ)
a 水……1/2カップ
砂糖・しょうゆ・酢……各大さじ１
トマトケチャップ……小さじ２
かたくり粉……小さじ１
サラダ油……大さじ１
ごま油……小さじ１
１人分 223kcal　たんぱく質8.0ｇ　食塩相当量1.5ｇ

作り方
1 厚揚げと玉ねぎは一口大に切る。ピーマンはへたと種を除いて一口大に切る。
2 にんじんは一口大の乱切りにし、耐熱皿に入れてラップをふんわりとかけ、電子レンジ(600W)で１分30秒加熱する。
3 aは混ぜ合わせる。
4 フライパンにサラダ油を中火で熱し、玉ねぎとピーマンをいためる。しんなりとなったら2と3を加え混ぜ、煮立てる。
5 厚揚げを加えて１～２分煮る。仕上げにごま油を加えて香りをつける。

栄養アップの大豆・大豆製品料理
低脂肪で高たんぱく質、ビタミンやミネラルも含む大豆・大豆製品。淡泊な味わいで、幅広い料理になじむのも利点です。

ヘルシー食材をエネルギーアップ！
凍り豆腐の竜田揚げ
豆腐の栄養が詰まった凍り豆腐をころころに切って、カリッと香ばしい揚げ焼きに。

材料［2人分］
凍り豆腐……3枚(乾45～50ｇ)
a 酒……大さじ２
しょうゆ・みりん……各大さじ１
おろししょうが・おろしにんにく……各小さじ１
かたくり粉……大さじ２強(20ｇ)
揚げ油
レタス……１枚
１人分 277kcal　たんぱく質12.3ｇ　食塩相当量1.2ｇ
※別名「高野豆腐」。

作り方
1 凍り豆腐は袋の表示に従ってもどす。水けを絞り、一口大に切る。
2 aは混ぜ合わせ、1にからめて30分ほどおき、味をしみ込ませる。汁けをよく絞り、かたくり粉をまぶしつける。
3 フライパンに３cm深さに油を入れ、170～180℃に熱する。2を入れて２分ほど揚げ焼きにし、裏返して３分、表面がカリッとなるまで揚げ焼きにする。
4 器にレタスを敷き、3を盛る。

68

エネルギー、たんぱく質、食塩相当量以外の栄養成分値は104ページの一覧をごらんください。

盛りつけ量は基本的に１人分。全量を盛りつけている場合は、「写真は２人分」と表記しています。

料理レシピの見方

- 食材（肉、魚介、野菜、果物など）の重量は、特に表記がない場合はすべて正味重量です。正味重量とは、皮、骨、殻、芯《しん》などの食べない部分を除いた、実際に口に入る重量のことです。
- 調味料や粉類、水などは、標準計量カップ・スプーンを使用しました。１カップは200mL、大さじ１は15mL、小さじ１は５mL、ミニスプーンは１mLです（標準計量カップ・スプーンの重量表は109ページをごらんください）。
- 「だし」は、特に表記がない限り、こんぶと削りガツオの和風だし汁を示しています。
- 塩は「小さじ１＝６ｇ」のものを使用しました。
- 砂糖はおもに上白糖を、酢は穀物酢を、しょうゆは濃い口しょうゆを、みそは淡色辛みそを使っています。
- フライパンはフッ素樹脂加工のものを使いました。
- 電子レンジは600Ｗのものを使用しました。お使いの電子レンジのワット数がこれよりも大きい場合は加熱時間を短めに、小さい場合は長めにしてください。

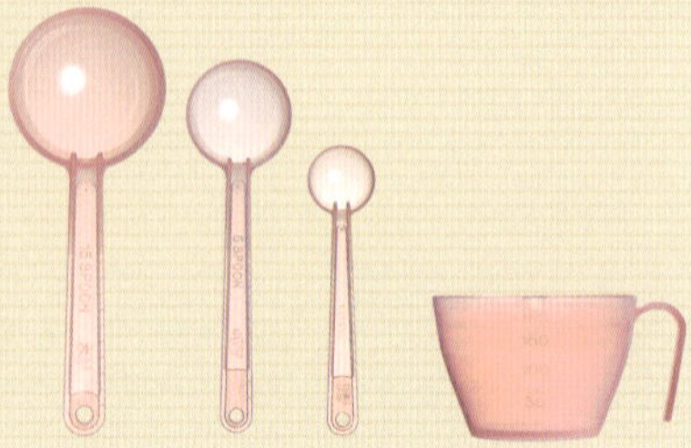
15mL　５mL　1mL　200mL

エネルギーとカロリー

エネルギーの量を表わす単位が「カロリー」です。長さを表わす「cm」と同様です。そこで本書では「カロリー」ではなく「エネルギー」「エネルギー量」と表記しています。

ちなみに、１Ｌの水の温度を１℃上げるのに必要なエネルギー量が１kcalです。

第１章

悪液質を知る

古代の記録にもある「悪液質」の症状。
悪化すると、がんの治療効果をも左右してしまいますが、
早期の対応で進行を遅らせることがたいせつです。
悪液質とはなにか、進行を遅らせるには
どうしたらよいかを解説します。

悪液質とは①

やせる原因は、ただの栄養不良ではない

古くから知られる症状 明確な定義づけは近年に

「悪液質《あくえきしつ》」という言葉を聞いたことはありますか。または、「カヘキシア」はいかがでしょう?

悪液質とは、がんや心不全、腎《じん》不全などの慢性消耗性疾患が原因でやせてしまったり、食欲不振で衰弱してしまったりする症状のことです。医療の現場では多く見られる症状で、がん患者さんの28~57%、心不全患者さんの16~42%、腎不全患者さんの30~60%が悪液質を発症しているという報告※もあります。

カヘキシアは悪液質の英語名で、ギリシャ語の「悪い状態」が語源です。聖書や古代ギリシャの文献に記載があるほど古くから知られる症状ですが、長年、明確な定義がありませんでした。悪液質の国際的な定義が発表されたのは２００８年で、がん悪液質については２０１１年に定義づけがされています(11ページ)。ただ、悪液質については不明なことも多く、診断基準や治療法が充分に確立されていないのが現状です。

生命にかかわる悪液質 早期の対策が重要

がん悪液質のおもな症状は食欲不振と体重減少です。筋肉が減少し、がんの治療効果やＱＯＬ(生活の質)が左右され、進行すると生命にかかわります。悪液質が悪化した状態になると治療が困難になり、元に戻ることができない状態(不可逆的栄養不良)になります。

そのため、栄養状態の改善が可能な早い段階からのとり組みがとても重要になります。早期からの対策で悪液質の進行を遅らせることは、がんの治療効果を高めることにもつながります。

なぜ起こる? 発症の構造が見えてきた

悪液質が原因で起こる栄養不良は、食べ物が不足して起こる飢餓とは異なり、必要なエネルギーや栄養素を補うだけでは充分な成果を上げることができませんでした。なぜなら悪液質は、「代謝異常による異化亢《こう》進(脂肪や筋肉などを分解してエネルギーを作り出さなくてはならない状態)と、食欲不振による栄養不足が複雑にからみ合って発症する」ため

※ Farkas J, et al.:*J Cachexia Sarcopenia Muscle*.2013 Sep;4(3):173-178.

がん悪液質のメカニズム

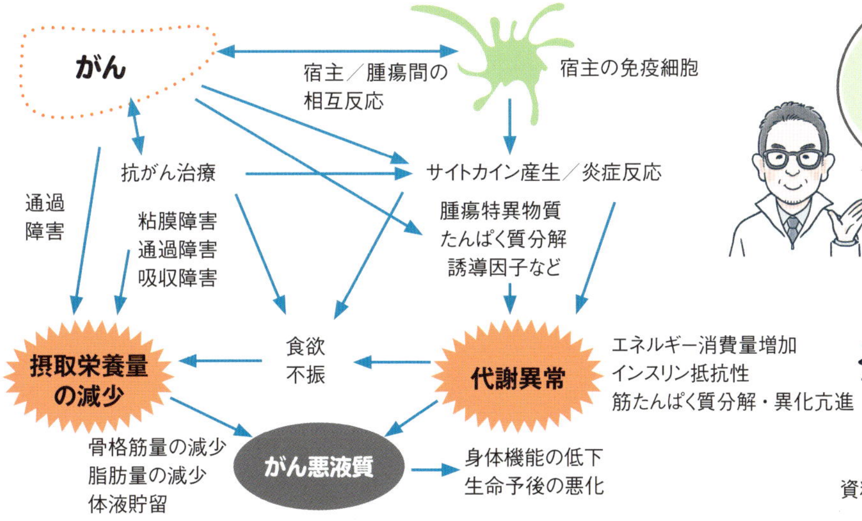

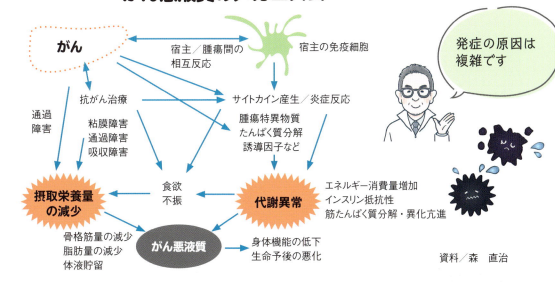

資料／森　直治

です。

そのメカニズムは不明な点も多いのですが、悪液質が起こる中心となって働くのが「炎症性サイトカイン」という物質であることは明らかになっています。炎症性サイトカインは、体内に侵入した細菌やウイルスを撃退して体を守るうえで重要な働きをする、免疫細胞から放出される物質です。がん悪液質の場合、がん細胞からも炎症性サイトカインが分泌《ぶんぴつ》されます。それによってエネルギー消費量が異常に高まり、それを補うために体脂肪や体たんぱく質を過剰に分解して減少させ、骨量も減らしてしまいます。このような代謝の異常が、やせや消耗を招きます。

炎症性サイトカインによるこの代謝異常は、心臓の萎《い》縮や心拍数の上昇、肝臓の機能障害、腸管からの栄養の吸収不良、味覚と嗅覚の変化など、全身にも悪影響を及ぼします。さらに炎症性サイトカインは神経や内分泌にも作用し、食欲不振を招きます。がん治療の副反応でも食欲不振が起こりがちになりますが、その傾向がさらに増し、栄養状態の悪化が進みます。

専門家による悪液質の定義づけ

慢性消耗性疾患における悪液質の定義は、欧米の専門家によるコンセンサス会議を経て、2008年、ワシントン定義として発表されました。続いてがん悪液質の定義が、ヨーロッパの緩和ケアや代謝栄養の専門家によって提言されました。

炎症性サイトカインの種類は？

免疫細胞やがん細胞から生じる炎症性サイトカインには、腫瘍《しゅよう》壊《え》死《し》因子（TNF - α）、インターロイキン（IL-6）、インターフェロン（INF - γ）などがあります。

悪液質とは②
進行の3段階と診断基準、栄養ケア

段階によっては進行が食い止められる!

悪液質の進行には３つのステージ（段階）があります。その診断基準は国際的なものが用いられています。

①前悪液質

悪液質に陥る前の段階で、６か月に５％以下の軽度の体重減少と食欲不振がある状態。この段階から栄養療法や運動療法を行なうことで、悪液質の予防が期待できる。

②悪液質

全身の炎症と食欲不振のために食事量が減少した段階。６か月で５％を超える体重減少、またはＢＭＩ（13ページ）が20未満である、サルコペニア（15ページ）である、などで悪液質と診断されるが、治療の可能性はある。

③不可逆的悪液質

筋肉量が大きく低下し、体重減少を回復するのが困難になる段階。がん治療においても効果が現われなくなり、栄養状態の悪化に伴う苦痛の緩和ケアが主体となる。

この国際的な診断基準は体格が大きな欧米人向けのものだったため、アジア人の体格などに合った基準が２０２３年に登場しました（13ページコラム）。

早期発見のために設けられた「前悪液質」

悪液質が進んで重度の栄養不良になると、栄養状態の改善がむずかしくなります。そのため、栄養状態が悪化していない「前悪液質」の段階で栄養療法を始め、栄養状態の悪化を遅らせることが最も重要です。

しかし、現時点では前悪液質を診断する明確な指標がないため、がんと診断されたときから、栄養療法や運動療法を始めて筋肉を充分に蓄えておくことがたいせつです。

また、食欲不振や体重減少は患者さん自身や家族が気づくことができます。近ごろ食欲が湧《わ》かない、食事量が減ってきた、わずかでも体重減少が見られるなどの変化があったら、すぐに主治医に相談しましょう。

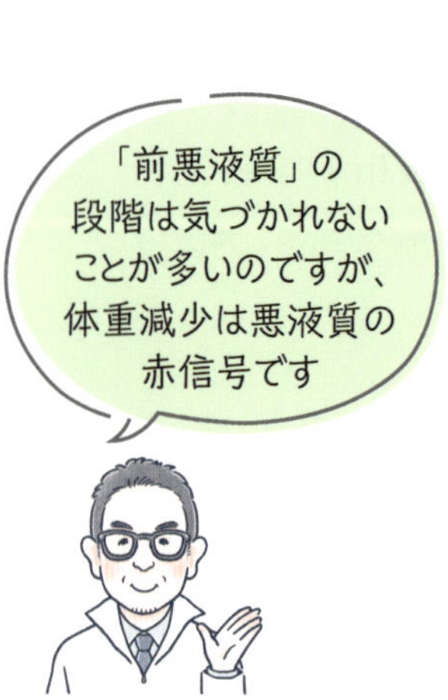
「前悪液質」の段階は気づかれないことが多いのですが、体重減少は悪液質の赤信号です

悪液質のステージと診断基準、栄養ケアの方針

	前悪液質 Precachexia	悪液質 Cachexia	不可逆的悪液質 Refractory cachexia
診断基準	５％以下の 体重減少 食欲不振 代謝変化	５％超過※1の体重減少 または ＢＭＩ 20 未満 かつ ２％超過の体重減少 または サルコペニア※2 かつ ２％超過の体重減少	異化亢《こう》進 治療抵抗性の状態 推定予後３か月
栄養ケア	予防のための 栄養サポート	栄養不良を進行させない 集学的治療※3	食事や栄養に関する 症状緩和 心理社会的なサポート

出典：Fearon K, et al.: *Lancet Oncol*. 2011 May;12(5):489-495.

※1 不等号「>」を「超過」と表記している。
※2 骨格筋量の減少（14 ページ）。
※3 運動、薬物、苦痛緩和などを組み合わせて治療すること（18 ページ）。

アジア人向けの診断基準とは?

欧米人向けの国際的な診断基準に対して、日本人を含むアジア人の体格などに合った基準が「アジア悪液質ワーキンググループ（ＡＷＧＣ）」によって提唱されています。

それによると、３～６か月で「２％以上の体重減少」または「ＢＭＩが 21未満」であることに加え、①食欲不振、②握力の低下、③バイオマーカー（炎症反応の指標）の増大のうちのいずれか一つが見られる場合に悪液質と診断します。

これは発表されたばかりで、検証が進められています。

BMIとは?

ＢＭＩ＝Body Mass Index の略。身長から見た体重の割合のことで、「体格指数」ともいいます。

ＢＭＩを計算する方法は下記の通りです。

BMI=体重（kg）÷［身長（m）×身長（m）］

たとえば、身長が 160㎝（1.6m）で体重が55kgのＡさんのＢＭＩは次のように計算します。

Ａさんの　BMI= 55×［1.6×1.6］

1.6m × 1.6m ＝ 2.56
55kg÷ 2.56 ≒ 21.5
ＡさんのＢＭＩは 21.5 になります。

低栄養、筋肉量の低下はどうすればわかる？

低栄養を診断する基準がある

悪液質に伴う低栄養の診断に「GLIM《グリム》基準」と呼ばれる国際的な基準があります。それを、日本人に適した体格や筋肉量の基準値で活用している愛知医科大学病院の低栄養診断基準値を**表**でご紹介します。

がん治療中の患者さんの場合、体重減少、低BMI、筋肉量の減少のいずれかが該当すると低栄養に相当します。低栄養状態なのではないかと思ったら、主治医や管理栄養士に相談しましょう。

筋肉量の減少はどうすればわかる？

骨格筋量が減少し、筋力や身体機

GLIM低栄養診断基準（愛知医科大学病院における基準値例）

	体重減少	低BMI (kg／m^2)	筋肉量の減少 下腿《かたい》周囲長※1
中等度低栄養	5～10%（6か月間） または 10～20%（6か月以上）	18.5未満 （70歳未満） 20.0未満 （70歳以上）	男性　30.0㎝未満 女性　29.0㎝未満
重度低栄養	10%超過※2（6か月間） または 20%超過（6か月以上）	17.0未満 （70歳未満） 17.8未満 （70歳以上）	男性　27.0㎝未満 女性　26.0㎝未満

経口摂取量の減少ほか
必要栄養量の50%が1週間超過続く **または** さまざまな程度の減少が2週間超過続く **または** 食べ物の消化や吸収に悪影響を及ぼす慢性的な消化管の状態

※1 ふくらはぎの周囲の長さ
※2 不等号「>」を「超過」と表記している。

出典：Mori N, et al. “Prognostic implications of the global leadership initiative on malnutrition criteria as a routine assessment modality for malnutrition in hospitalized patients at a university hospital”*Clinical Nutrition* 2023 Feb;42(2):166-172

能（歩く速度など）のどちらか、または、両方が低下した状態を「サルコペニア」と呼びます。サルコペニアのおもな原因は加齢ですが、運動不足や病気、栄養不良も原因になります。骨格筋量の減少は、国際的な悪液質の診断基準の項目にあげられてもいます（13ページ）。

　骨格筋量の低下は体たんぱく質の減少であり、免疫力の減退につながります。がんの治療効果も下げてしまうので、その点においてもサルコペニアを早期に発見することが重要です。

　サルコペニアの有無をチェックする簡単な方法はイラストの通りです。その予防や治療は、やはり食事療法と運動療法です。バランスのよい食事と、無理のない範囲でできるだけ体を動かすことで筋肉量を減らさないことがたいせつです。

あなたの筋肉量と質をチェック！

筋肉量をチェック

指わっかテスト

両手の親指と人差し指で、ふくらはぎの最も太い部分を囲みます。

指が重なる
↓
筋肉量が少ない

指がくっつく
↓
筋肉量がやや少ない

指がくっつかない
↓
筋肉量が多い

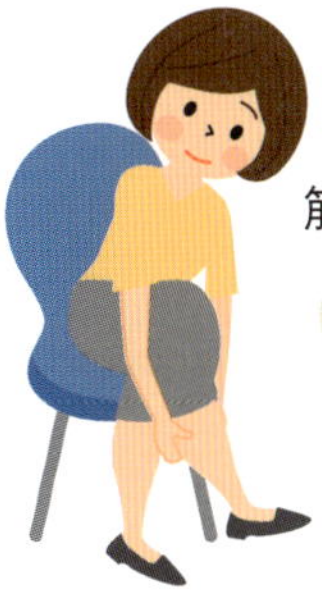

筋肉の質をチェック

椅子《いす》から片足で立つ

高さ40㎝の椅子から、片足を浮かせた状態で立ち上がってみてください。

立ち上がれる
↓
筋肉量の質が高い

立ち上がれない
↓
筋肉量の質が低い

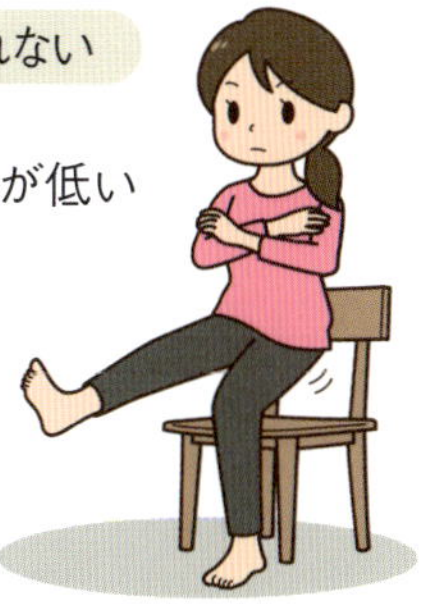

サルコペニア肥満に要注意

　通常、肥満だけれども健康な人は、やせている人よりも充分な骨格筋量があります。ところが近ごろ、肥満なのに骨格筋量は減少している「サルコペニア肥満」が増えています。食欲が減退することなく、充分な食事量がとれる一方で運動不足に陥ると、過剰な体脂肪から炎症性サイトカインが分泌《ぶんぴつ》され、サルコペニアが進みます。サルコペニア肥満の人は、サルコペニアだけ、あるいは肥満だけという人より、治療成績が悪くなるといわれています。

　サルコペニア肥満は、見ためや体重にはそれほど変化がなく、栄養状態がよさそうに見えるために注意が必要です。BMIが25以上あっても活動性が低下し、足が細くなっているようなら、栄養相談や指導を受けることをおすすめします。

悪液質の予防や治療は、食事と運動が基本

エネルギーとたんぱく質をしっかりとろう！

低栄養が認められたら「栄養療法」を行ないます。エネルギーとたんぱく質を中心にしっかり栄養をとり、筋肉量を落とさないようにします。エネルギー量は体重1kgあたり25〜30㎉を目安とし、さまざまな食材をバランスよく食べることがたいせつです。

→バランスのよい食べ方については20ページからくわしくご紹介します。

サルコペニア肥満（15ページ）の人は、管理栄養士の指導のもと、たんぱく質量を減らさずにエネルギー量を調整するようにします。

ただ、食べなければならないとわかっていても、病気のために食欲が湧《わ》かない、食べられない場合もあります。料理を作ってくれた家族に対して申し訳ないと感じたり、家族にとっては「なぜ食べてくれないのだろう」と不安に思ったりするケースもあります。

そのような場合はお互いに無理はしないで、主治医や管理栄養士に相談してください。栄養相談では、食べやすい食材の選び方や食べ方のくふう、栄養を補助する食品の紹介など、それぞれの悩みに応じたアドバイスが受けられます。家族もいっしょに栄養相談を受けることをおすすめします。

→食べられないときの食事は40〜48ページも参考にしてください。

筋肉量や筋力に応じた運動療法も効果的

筋肉量の減少を防ぎ、サルコペニアを予防したり改善したりするには、活動的な生活を送ること、運動することがたいせつです。特に、スクワットや腕立て伏せ、ダンベル体操など、筋肉にくり返し負荷をかける運動（＝筋トレ。レジスタンス運動ともいいます）は、筋肉量を維持したり増やしたりするのに効果的です。

悪液質を防ぐために、どんな運動をどのくらいしたらよいかはまだ明らかになっていません。しかし、体の状態に応じて、軽い散歩から筋トレまで選択肢を広げて運動習慣をとり入れることがおすすめです。活動的な生活や運動はメンタル面にもよ

い影響が期待できます。
　食事が充分にとれていて、栄養状態が低下していないなら、筋トレも可能です。食事が充分にとれていなかったり、筋肉量が大きく低下していたりする場合は、過度な運動は消耗を促して逆効果になるので、軽い体操や散歩にとどめるなど、主治医と相談することがたいせつです。
　運動療法も、前悪液質の段階から始めると、悪液質の予防により高い効果が期待できます。

おすすめは、軽い散歩（ウォーキング）と軽い筋トレ！

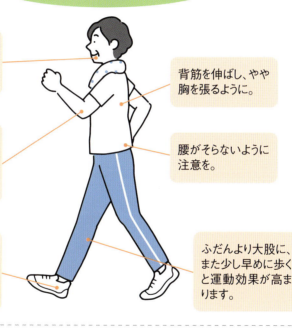

　骨格筋量の減少を予防する観点から、毎日 30 分以上歩き、筋トレも少なくても週に3日（できれば毎日）行なうことがすすめられています。散歩は、買い物や図書館に出かけるなどでもOK。
　主治医や管理栄養士の指導のもと、運動にとり組んでみてください。

正しい姿勢でウォーキングを

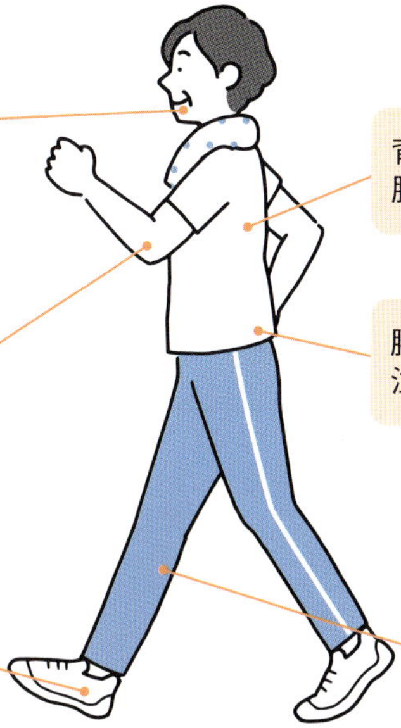

あごを軽く引き、遠くを見るように意識します。
背筋を伸ばし、やや胸を張るように。
両腕を約90度に曲げ、前後にふって歩くと、肩甲骨がよく動きます。
腰がそらないように注意を。
歩きやすい靴で。かかとから着地して、指を使ってふみ出します。
ふだんより大股に、また少し早めに歩くと運動効果が高まります。

筋肉とは？骨格筋とは？

　一般にいう筋肉は手や足、体全体を動かすときに使う骨格筋を指します。全身の筋肉には骨格筋のほかに、心筋（心臓を動かす筋肉）と平《へい》滑《かつ》筋（血管や胃腸管など内臓にある筋肉。内臓筋ともいう）があり、これらは無意識で動いています。
　本書で「筋肉」と表記しているのは、「骨格筋」を指しています。

いろいろな筋トレがあります

17ページから続きます

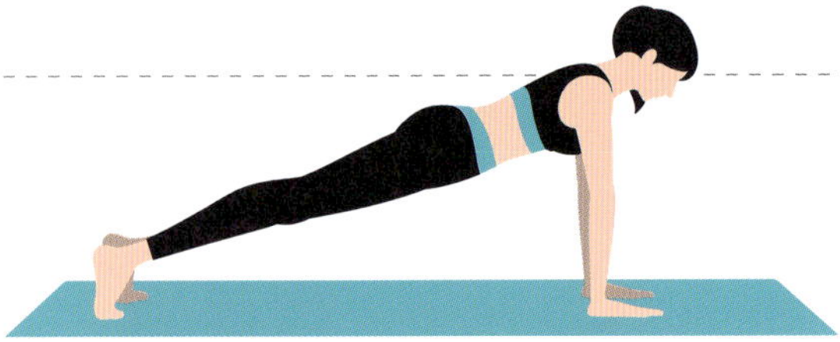

腕立て伏せ（プッシュアップ）

大胸筋を中心に、上腕筋や三角筋が鍛えられます。

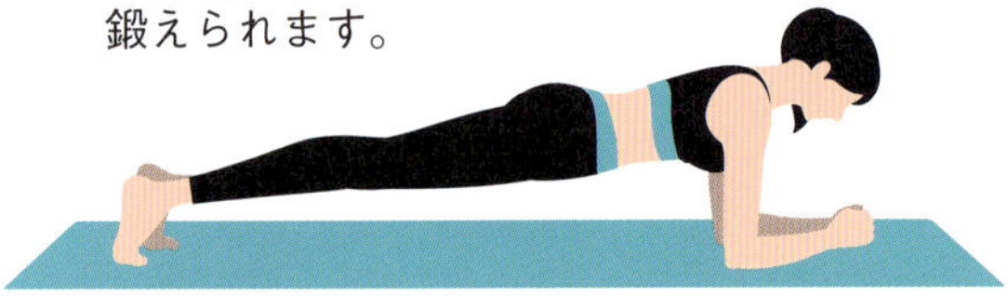

プランク

体の土台となる体幹を鍛えます。

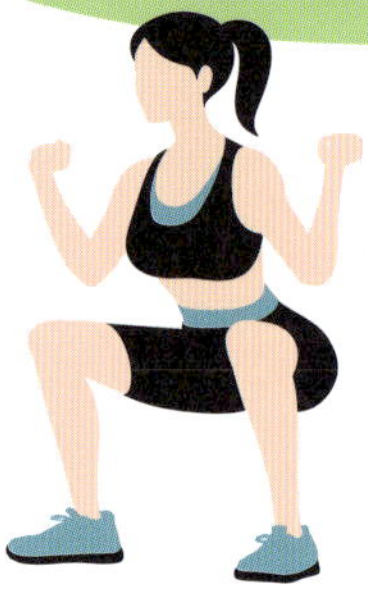

スクワット

下半身の筋肉にききます。

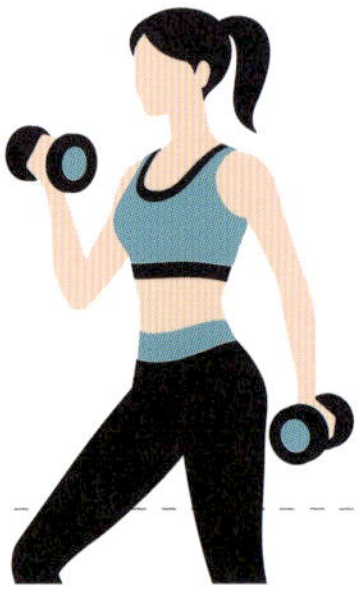

ダンベル体操

ダンベルを使うと負荷が大きくなり、短時間でも効果が高くなります。

食欲不振を改善する薬物療法が登場

２０２１年、がん悪液質に特化した治療薬が登場しました。食欲不振を改善し、骨格筋量も増加する効果が認められていて、胃がん、大腸がん、膵《すい》臓がん、肺がんによる悪液質に処方されます。

ただ、悪液質が進むと効果が得られにくくなるので、早期に対応することがたいせつです。また、栄養療法や運動療法をあわせて行なう集学的治療（マルチモーダルケア）も重要です。

がん悪液質に対する集学的治療（マルチモーダルケア）

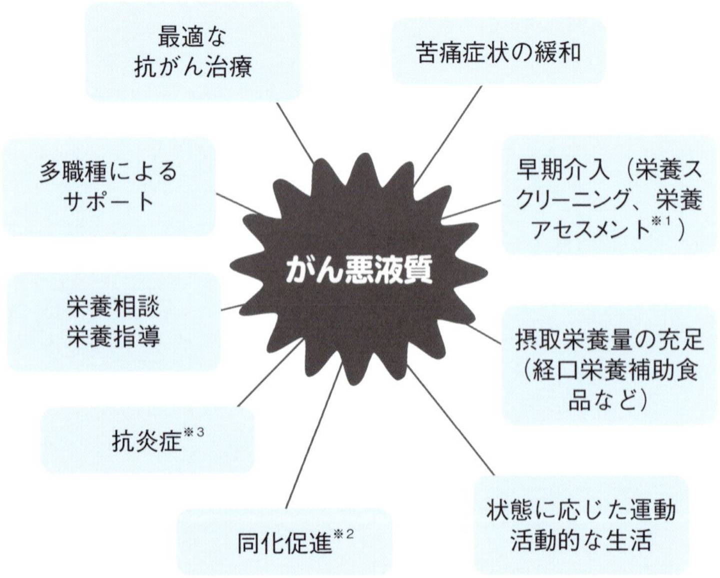

※1 栄養スクリーニングは低栄養の人を見つけること。栄養アセスメントは栄養状態をさらにくわしく評価すること。

※2 同化とは、体内にとり込まれた栄養から、筋、臓器、血液など体を構成する物質が作られること。

※3 炎症を鎮めること。EPAやDHAなどのn‐3系（オメガ3系）不飽和脂肪酸には抗炎症作用があるとされる。

第２章

治療を
サポートする食事

悪液質を防ぐために、また、がんの治療効果を高めるために
基本になるのは毎日の食事です。
なにをどれだけ食べたらいいかを、1日の献立例でご紹介します。
食欲がないとき、体調が悪いときの食事もアドバイスします。

悪液質を防ぐために治療効果を高めるために

病気が判明した日から体づくりを始めましょう

　病気が判明してすぐは、食事どころではないかもしれません。しかし、悪液質をなるべく防ぐために、食べられるときにしっかり食べて筋肉量を保つことがたいせつです。

　1日に必要なエネルギー量は性や体格、活動量などで異なりますが、ほとんどの人で、最低限必要になるエネルギー量の目安は1日1600～1800㎉です。それをバランスよく食べるには、肉、魚、豆、野菜、芋、果物など、さまざまな食品をとることがポイントです。例として、1日1600㎉の食品構成を左ページに示します。このようなバランスで食事をとれば、1日に必要なたんぱく質やミネラル、ビタミンが確保しやすくなります。

　この食品構成は、栄養の特徴が似たものを4つのグループに分けているので、覚えておくと便利です。これを1日3回の食事に分けて食べるようにします。乳製品や豆、芋、果物など、3回の食事でとりにくいものは、間食でとるのも一案です。ヨーグルト、煮豆、ふかし芋、りんごやバナナなどがおすすめです。

　1日にすべての食品が食べられなくても、2～3日の食事で見てバランスがとれていればOKです。

1日1600～1800㎉の食品構成を基本に

　1日1600㎉はデスクワーク中心で活動量が少ない人に適したエネルギー量です。それではもの足りなく感じる人や活動量が多い人などは、穀類（ごはんやパン、めんなど）の量を2～3割増やしたり、肉や魚を1.5倍くらいの量にしたりしてもよいでしょう。

　22ページに、18歳以上、身体活動レベルI（生活の大部分が座位で、静的な活動が中心の場合）の食品構成を一例として掲載します。立位の作業が多い、移動が多いなど身体活動量が高い人の食品構成は異なります。それぞれの体調もあるので、なにをどれだけ、どう食べたらよいかは、主治医や管理栄養士に相談するようにしてください。

→28～37ページで、1日1600㎉、1日1800㎉の献立をご紹介します。

必要な栄養がほぼ確保できる！

1日にこれだけ食べよう

魚介・肉・その加工品、豆・豆製品

肉や血を作る
良質たんぱく質を含む

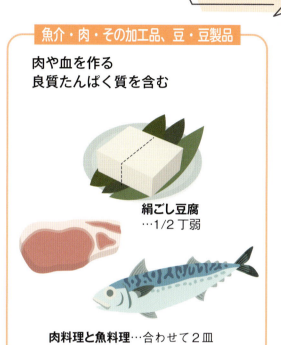

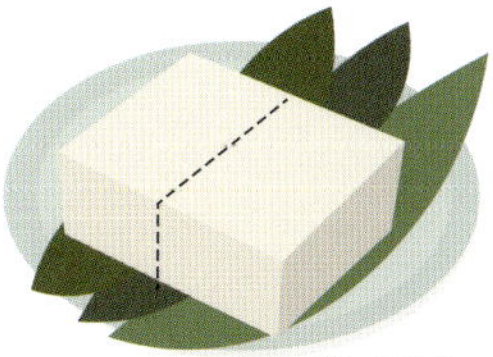

絹ごし豆腐
…1/2 丁弱

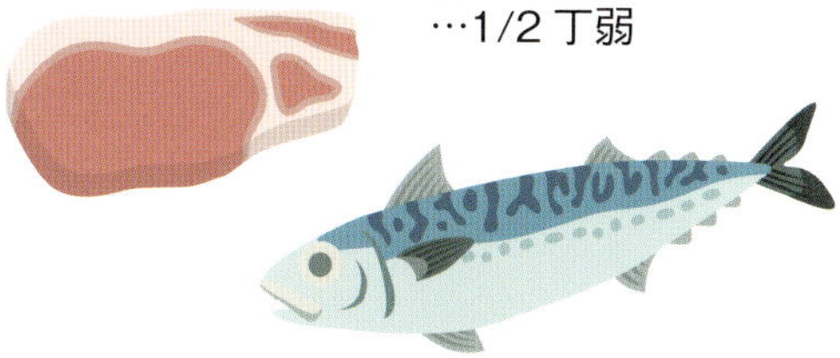

肉料理と魚料理…合わせて２皿

穀類、油脂、砂糖

炭水化物やたんぱく質がとれる。
力や体温となる

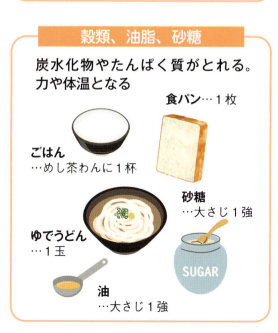

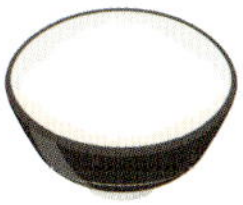

ごはん
…めし茶わんに１杯

食パン…１枚

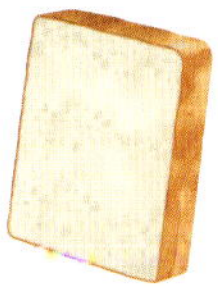

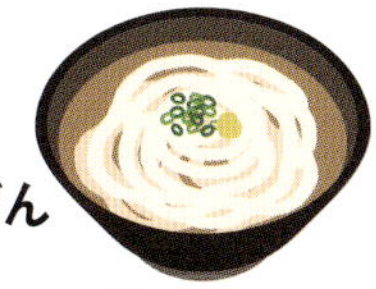

ゆでうどん
…１玉

砂糖
…大さじ１強

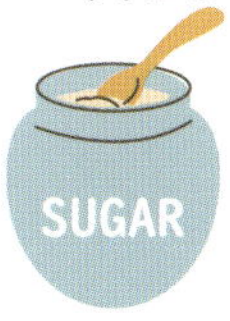

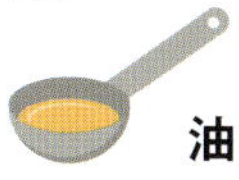

油
…大さじ１強

乳・乳製品、卵

カルシウムや鉄など、
不足しがちな栄養素がとれる

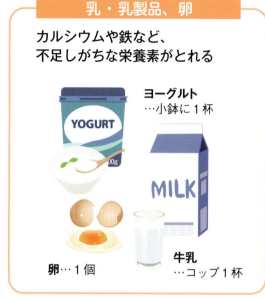

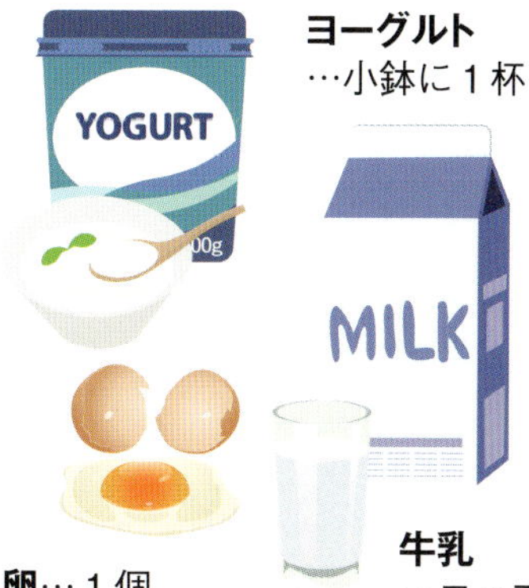

ヨーグルト
…小鉢に１杯

卵…１個

牛乳
…コップ１杯

野菜、芋、果物

ビタミンＣや食物繊維が豊富。
体の調子をととのえる

野菜…緑黄色野菜 120 ｇ以上と
淡色野菜で計 350 ｇ

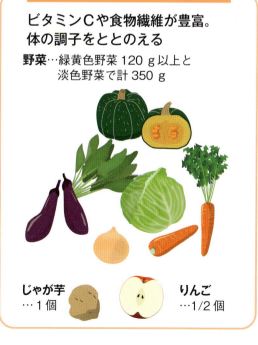

じゃが芋
…１個

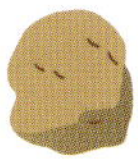

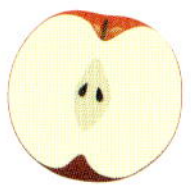

りんご
…1/2 個

おいしく食べる調理のポイント

ちょっとしたくふうで食欲が湧いてくる！

治療効果を高めるために目指したい「バランスよく、しっかり食べる」を実現するために、ここでは、食欲が湧《わ》くポイントをご紹介します。また、なにをどれだけ食べたらいいかの目安として、性別・年齢別の食品構成の一覧をご紹介します。

食欲をそそるくふうを

食材を彩りよく組み合わせたり、香りや味つけに変化をつけたりなど、食欲をそそるくふうをしましょう。量をまとめて盛るよりも、少量ずつ、食べきることができそうな量で盛りつけるのも効果的です。

食欲アップのコツ

食材の香味

だしのうま味、しょうがや青じそなどの香味野菜の風味、ごまやごま油のこく、柑橘類の香り、ヨーグルトのまろやかな酸味、すっぱい梅干し、磯の香りののりなど。

よいにおい

好きな食べ物

調理の音

彩り豊かな料理

ブロッコリーの緑、トマトの赤など、カラフルな野菜の色みを利用しましょう。栄養もアップします。

くふうされた盛りつけ

高低差をつけて盛りつけると、立体感が出て見映えがよくなります。たとえば、天ぷらや春巻きなどは立てかけるように盛ったり、あえ物やサラダはこんもりと盛ったり。器の色や材質も選ぶと◎。

おいしかったという記憶

毎日、この量をきっちり食べられなくても、2~3日の食事で見てバランスよく食べられればOK。さらに体重が減っていなければ安心です

芋		果物		穀類		油脂		砂糖	
男	女	男	女	男	女	男	女	男	女
100	100	150	150	370	240	20	15	10	10
100	100	150	150	370	250	20	15	10	10
100	100	150	150	360	230	20	15	10	10
100	100	150	150	340	200	15	10	10	10
100	100	150	150	270	190	15	10	10	5

（1人1日あたりの重量＝g）

旬の食材や行事食をとり入れる

旬の食材をとり入れたり、行事食を意識したりすると、食べる意欲が湧いてきます。旬の食材は香味があって味もよいのでおすすめです。また、「懐かしい」という食べ物の思い出も、食欲をかき立てるスパイスです。

体を動かしておなかをすかせる

仕事や家事で動いたり、散歩や運動をしたりするなど活動的に過ごすことは、おなかをすかせるためにたいせつです。

→食欲がないとき、食べられないときの食事については40～48ページをごらんください。

＼旬の食材は味もよし！／

春　菜の花、そら豆、グリーンアスパラガス、いちご、アサリ、わかめ、竹の子、春キャベツ、新じゃがなど

夏　きゅうり、トマト、なす、オクラ、枝豆、とうもろこし、かぼちゃ、カツオ、アジ、イカ、すいか、桃など

秋　まいたけ、松たけ、里芋、さつま芋、梨、柿、栗、イワシ、サンマ、サバなど

冬　白菜、ねぎ、ほうれん草、春菊、ブロッコリー、大根、みかん、ブリ、タラ、カニなど

＼行事食もいろいろあります／

春
ひな祭り（3月3日）…ちらしずし、ハマグリの潮汁
花見…花見弁当
端午の節句（5月5日）…ちまき、柏もち

夏
七夕（7月7日）…そうめん
お盆（8月13～16日ごろ）
土用（7月20日～8月8日ごろ）…ウナギのかば焼き

秋
重陽の節句（9月9日）…菊酒
十五夜（旧暦の8月15日の夜）…月見団子
七五三（11月15日）…ちとせあめ

冬
冬至（12月21日ごろ）…かぼちゃ
大みそか（12月31日）…年越しそば
正月…おせち料理
人日の節句（1月7日）…七草がゆ
鏡開き（1月11日）…おしるこ、雑煮
小正月（1月15日ごろ）…あずきがゆ
節分（2月3日ごろ）…豆

なにをどれだけ食べたらいいの？ 食品構成（一例）

事務職など、静的な生活の人（身体活動レベル1）の食品構成です。ほんの一例なので、かならず主治医や管理栄養士の指導を受けるようにしてください。

食品群	乳・乳製品		卵		魚介・肉		豆・豆製品		野菜	
年齢／性	男	女	男	女	男	女	男	女	男	女
18～29歳	300	250	55	55	180	100	80	80	350	350
30～49歳	250	250	55	55	150	100	80	80	350	350
50～64歳	250	250	55	55	150	100	80	80	350	350
65～74歳	250	250	55	55	120	100	80	80	350	350
75歳以上	250	200	55	55	120	80	80	80	350	350

出典：４つの食品群の年齢別・性別・身体活動レベル別食品構成（「食品成分表」女子栄養大学出版部）より一部抜粋

エネルギーとたんぱく質を確保する！食材ガイド

たんぱく質食材のエネルギーはどのくらい？

悪液質を防ぐために意識したいのは、エネルギーとたんぱく質です。肉、魚介、卵、大豆製品、牛乳など、おもなたんぱく質食材100gあたりのエネルギー量とたんぱく質量を図にしてみました。

エネルギーが高いものは脂質が多く、たんぱく質は少なめです。逆に、たんぱく質が多いものは脂質が少なく、エネルギーは低めになります。たんぱく質がしっかりとれるもの、たんぱく質量は少ないけれどあっさりとしているものなどさまざまあるので、体調や好みに合わせて、食べやすいものをおいしく食べるようにしてください。

→それぞれのたんぱく質食材の食べ方について、26〜27ページでくわしくご紹介します。

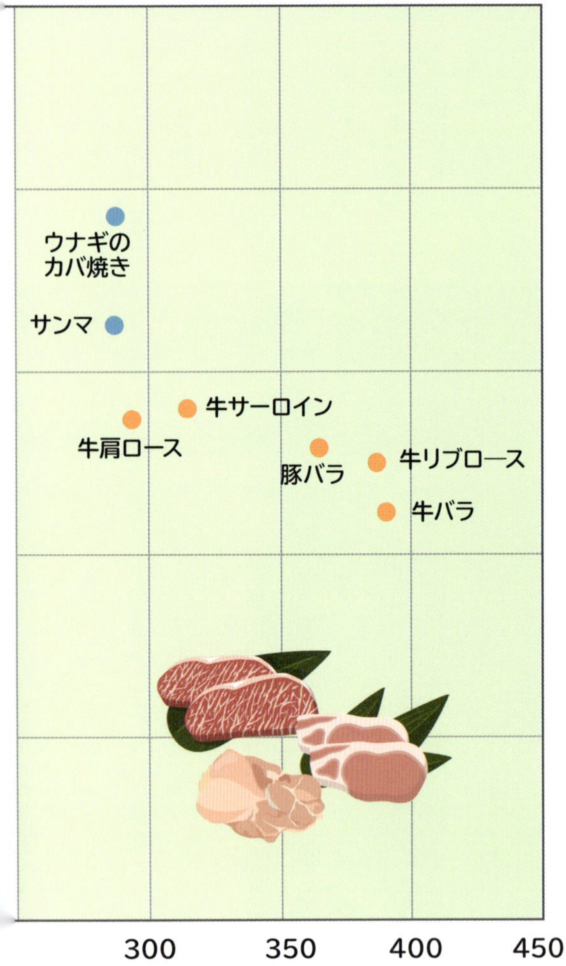

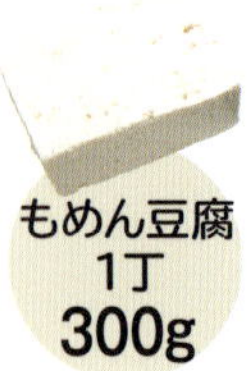

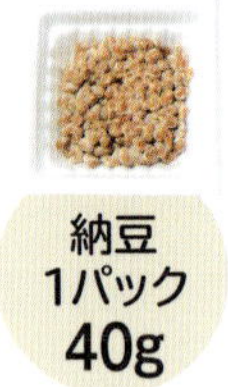

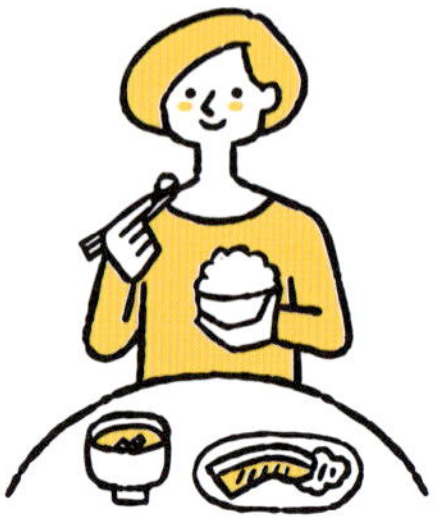

たんぱく質食材のエネルギー量 可食部100gあたり

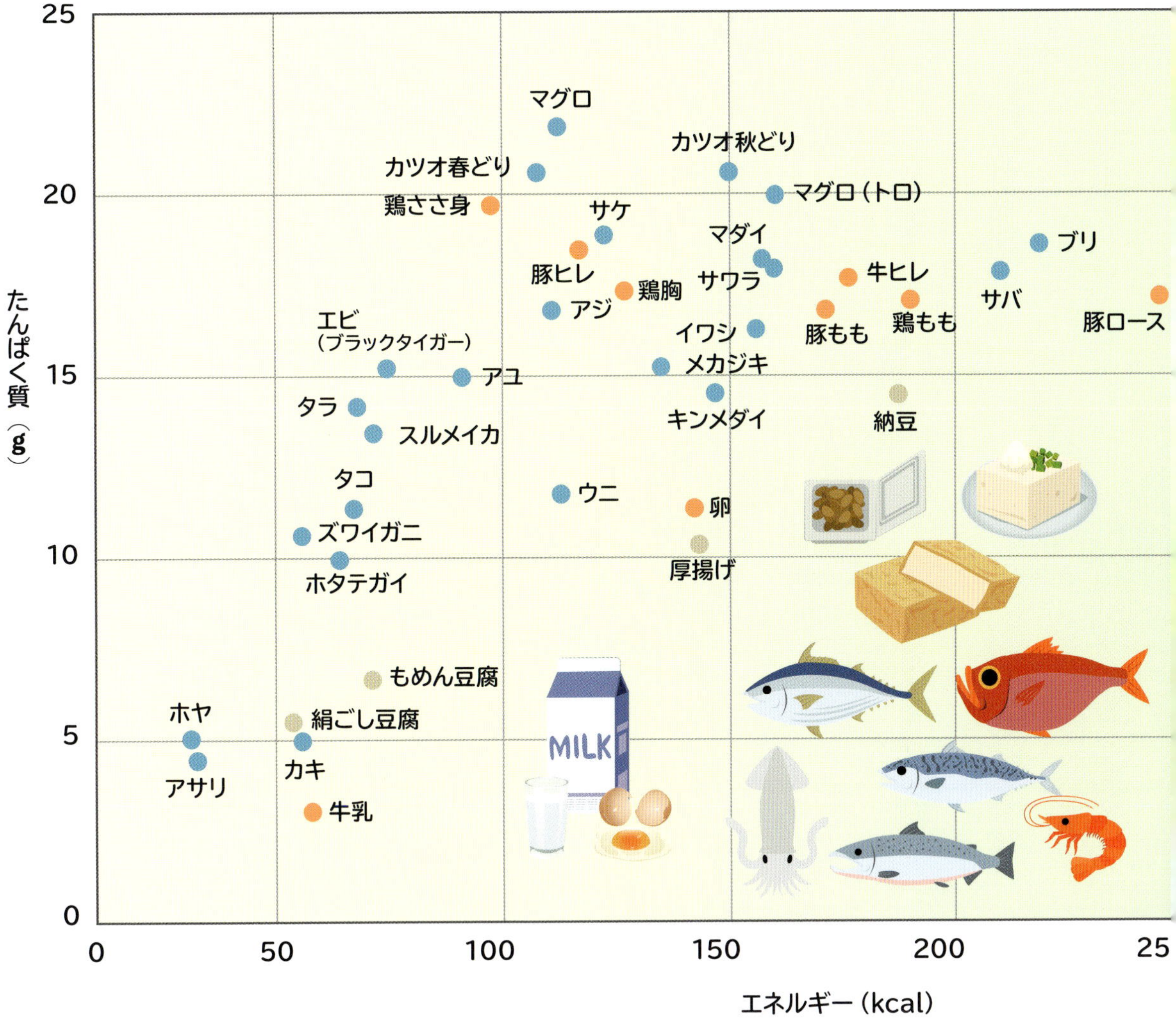

おもな食材の正味重量

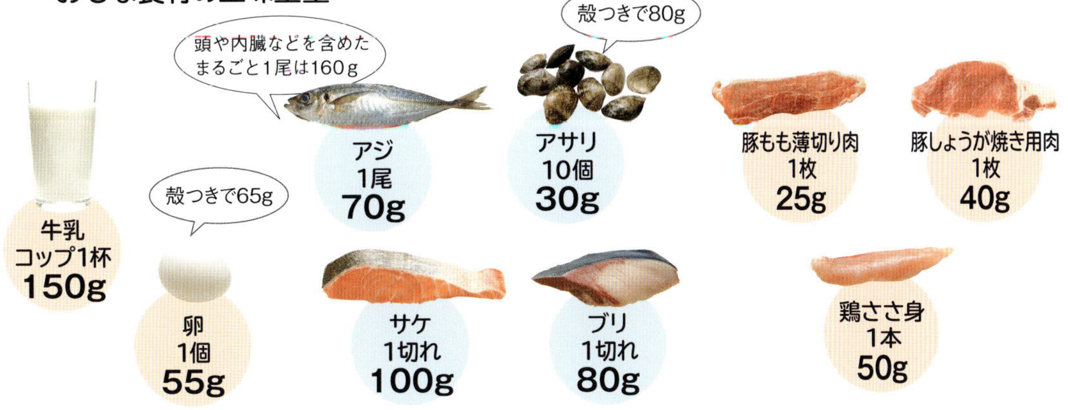

出典：『食品の栄養とカロリー事典』女子栄養大学出版部

肉

脂質の量でエネルギーが異なる

図（24 ページ）を見ると、たとえば、豚バラ肉は高脂肪でエネルギーが確保できますが、食べすぎるとＬＤＬ（悪玉）コレステロール値を上げるおそれもあるので要注意です。バラ肉にはうま味があるので、少量を野菜いために使うなど、だしの代わりに使うのも手です。

また、低脂肪で高たんぱく質の食材として鶏胸肉が注目されていますが、それだけに偏ると、赤身肉に多い鉄やビタミンＢ類など、ほかの栄養素が不足することもあります。牛肉、豚肉、鶏肉など、さまざまな種類を食べることがたいせつです。

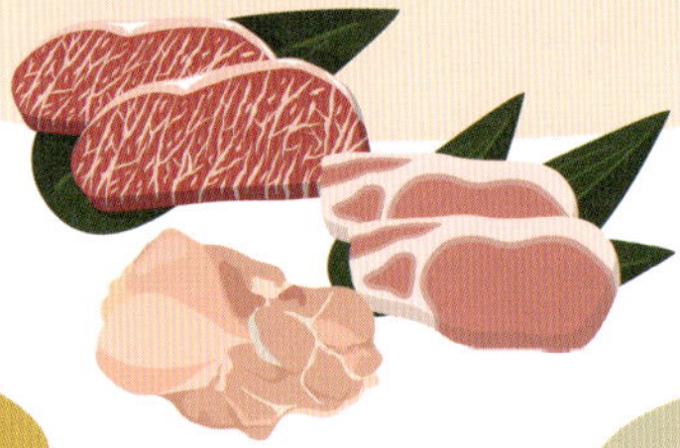

卵 牛乳

朝食の定番食材

火の通りが早い卵、そのまま飲める牛乳は、慌しい朝にとりやすいたんぱく質食材です。

たんぱく質のほかにも、卵にはさまざまなビタミンやミネラルがバランスよく含まれます。牛乳にはカルシウムが多く含まれます。

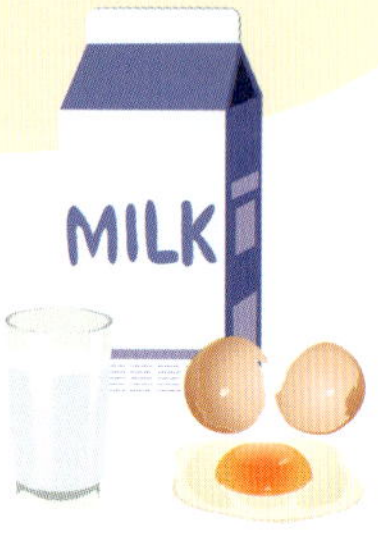

大豆製品

低脂肪であっさり 食べやすい

豆腐、納豆、厚揚げなどの大豆製品は、低脂肪でたんぱく質がとれる食材です。

豆腐は淡泊な味わいなので、和風、洋風、中国風のどの料理にも合います。あっさりとして食べやすいので、食欲がないときのたんぱく質補給にもおすすめします。

厚揚げは、豆腐を揚げたこくが加わります。納豆はそのまま食べられて消化もよい便利な食材です。

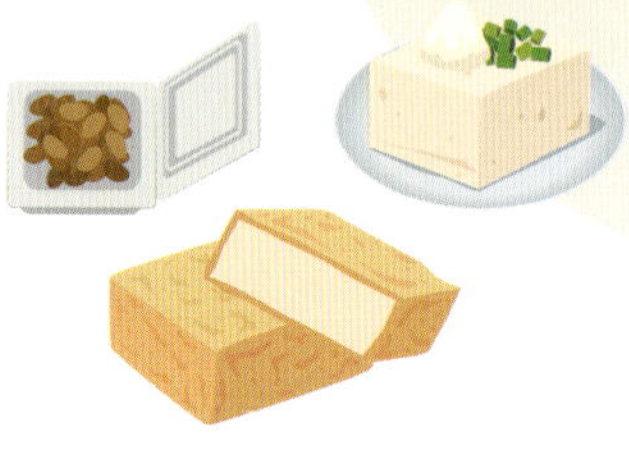

筋肉を作る食べ方がある

食事でとったたんぱく質は、体内でアミノ酸に分解されてから、筋肉などのたんぱく質に再び合成されます。この過程で必要な栄養素がさまざまあります。

たとえば、**ビタミンB_6**や**ビタミンD**、**カルシウム**は、たんぱく質の合成を助けたり促したりする働きがあります。また、**ビタミンC**はたんぱく質とともに、筋肉の材料になるコラーゲンを作ります。

ビタミンB_6はマグロ、カツオ、サケ、サンマ、牛レバー、鶏ささ身、玄米ごはんなどに多く含まれます。ビタミンDはサケ、サンマ、ブリ、ウナギのかば焼き、きのこなどに豊富です。カルシウムは牛乳、ヨーグルト、チーズ、ワカサギ、シシャモ、もめん豆腐、納豆、小松菜、モロヘイヤなどに、ビタミンCは野菜や果物に多く含まれます。

また、筋肉をしっかりつけるには、カルシウムやビタミンD、**ビタミンK**などをしっかりとって、骨を守ることもたいせつです。ビタミンKは、納豆、ほうれん草、小松菜、春菊、菜の花、鶏もも肉などに含まれます。

このように、たんぱく質食材だけでなく、主食、主菜、副菜がそろった献立でさまざまな食材をとることが、筋肉量を保つポイントです。

魚

とりたい栄養素が豊富。旬も感じられる

ブリやサンマ、サバなどの青背魚には、ＤＨＡ（ドコサヘキサエン酸）やＥＰＡ（エイコサペンタエン酸）と呼ばれる油が多く含まれます。これらはｎ-３系脂肪酸の一つで、ＬＤＬコレステロールを減らしたり、炎症をおさえたりなどの働きがあるとされます。エネルギーが高いのも利点です。

それ以外の魚にも、骨や歯を作るカルシウム、カルシウムの働きをサポートし、筋肉を作るのにも必要なビタミンＤ、貧血を防ぐビタミンB_{12}など、健康によいさまざまな栄養素が含まれます。

魚は季節を感じる食材としても効果的です。

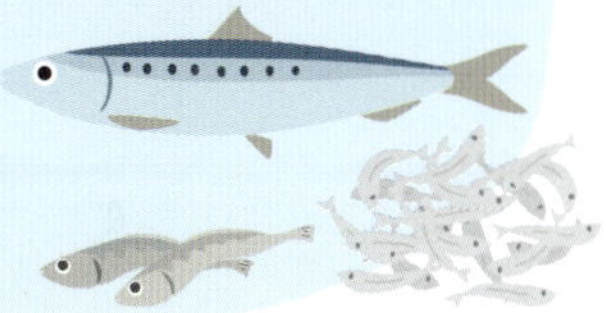

主食

エネルギー源で、たんぱく質もとれる！

ごはんやパン、めんなどの主食はエネルギー源の食材ですが、一度に食べる量も多く、たんぱく質の供給源になります。肉や魚などのたんぱく質食材だけでなく、主食も毎食、しっかり食べましょう。

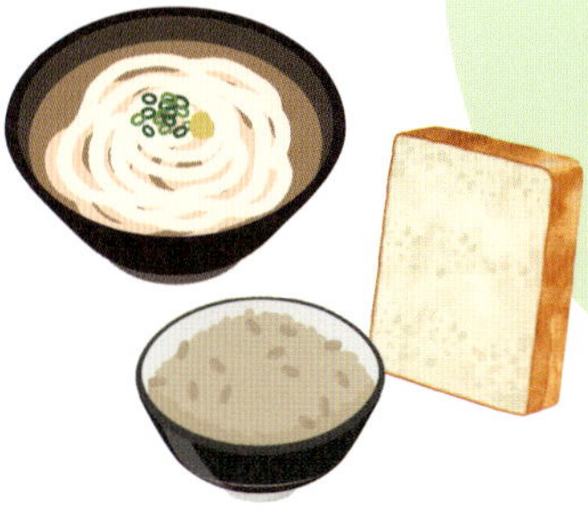

1日1600kcal たんぱく質70gの献立

1600kcalは、デスクワーク中心で活動量が少ない人の目安量。
たんぱく質は成人の必要量の約1.2～1.5倍を目指します。
和風、洋風、中国風の献立がととのうのは日本の食卓の利点です。

1日分	エネルギー	たんぱく質	食塩相当量
	1583 kcal	71.0 g	9.8 g

作り方 32～34 ページ

これだけ食べられる!

- ☑ 牛乳・乳製品
- ☑ 卵
- ☑ 肉
- ☑ 魚介
- ☐ 大豆製品
- ☑ 野菜（海藻、きのこ含む）
- ☐ 芋
- ☑ 果物
- ☑ 主食

朝食

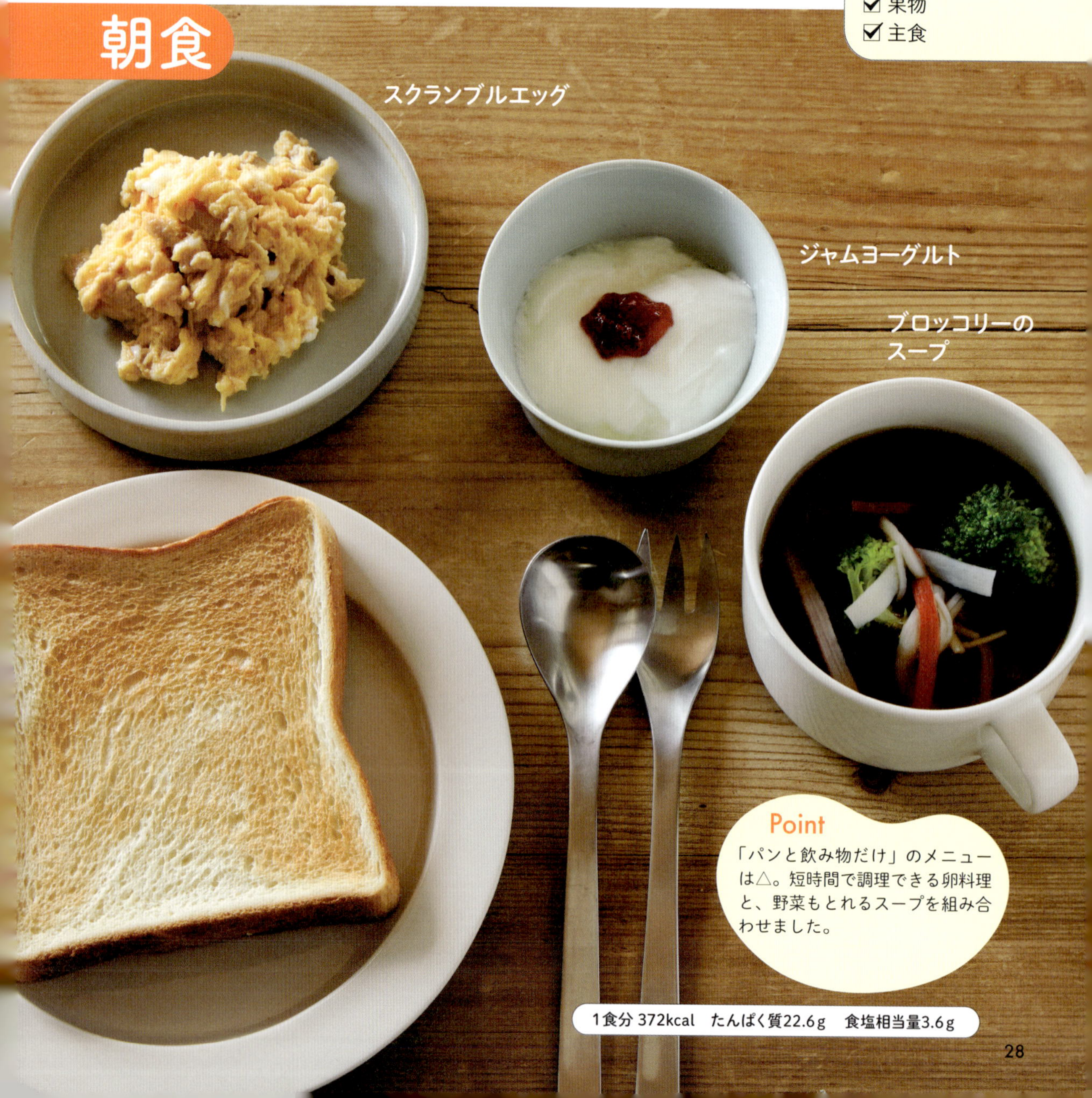
スクランブルエッグ
ジャムヨーグルト
ブロッコリーのスープ

Point

「パンと飲み物だけ」のメニューは△。短時間で調理できる卵料理と、野菜もとれるスープを組み合わせました。

1食分 372kcal　たんぱく質22.6g　食塩相当量3.6g

昼食

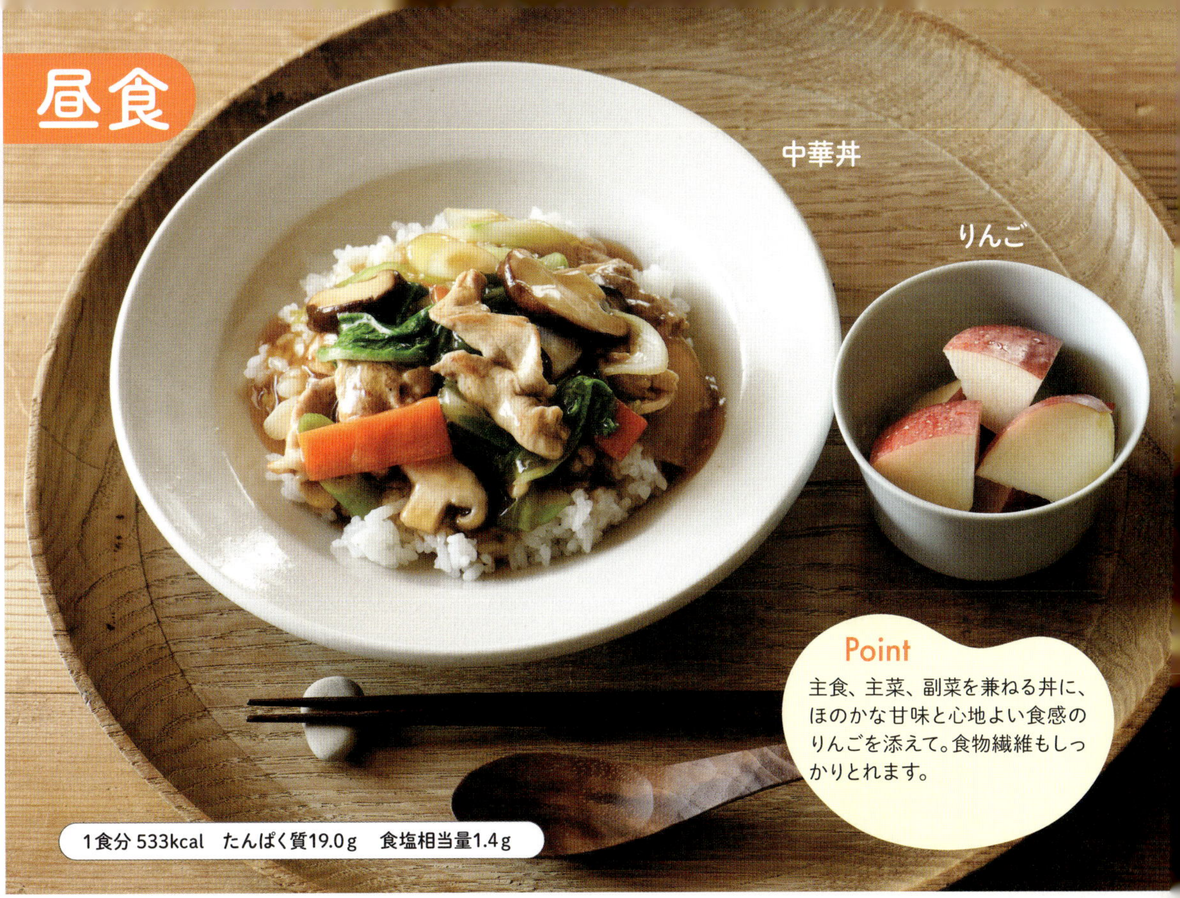
中華丼
りんご

Point

主食、主菜、副菜を兼ねる丼に、ほのかな甘味と心地よい食感のりんごを添えて。食物繊維もしっかりとれます。

1食分 533kcal　たんぱく質19.0g　食塩相当量1.4g

夕食

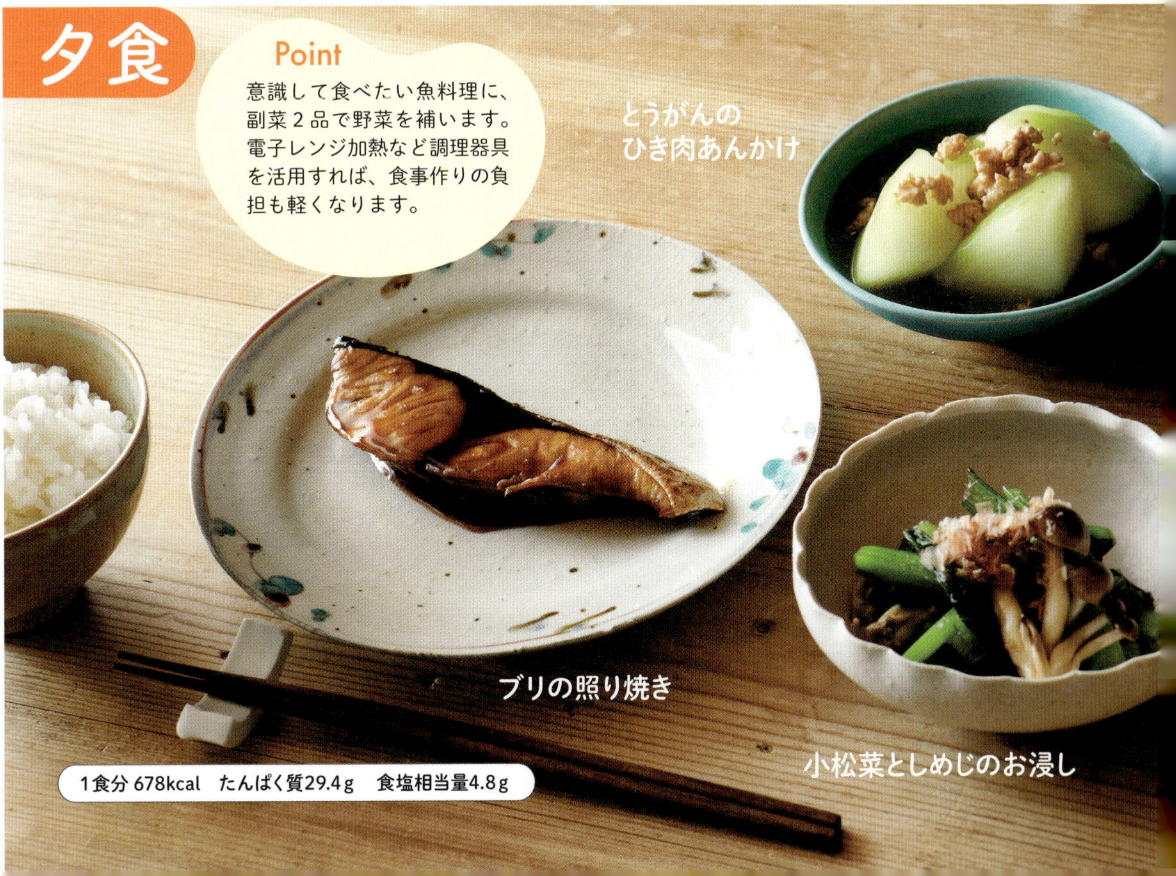
とうがんの
ひき肉あんかけ
ブリの照り焼き
小松菜としめじのお浸し

Point

意識して食べたい魚料理に、副菜2品で野菜を補います。電子レンジ加熱など調理器具を活用すれば、食事作りの負担も軽くなります。

1食分 678kcal　たんぱく質29.4g　食塩相当量4.8g

1日1800kcalたんぱく質80gの献立

活動量が多い人は、1日1800kcalは確保したい。
ごはんなどの主食、肉や魚などのたんぱく質食材を増量します。
おいしく無理なく食べられる料理のコツもご紹介します

1日分	エネルギー	たんぱく質	食塩相当量
	1735 kcal	78.2 g	8.4 g

作り方 35 ～ 37 ページ

これだけ食べられる!

- ☑ 牛乳・乳製品
- ☑ 卵
- ☑ 肉
- ☑ 魚介
- ☑ 大豆製品
- ☑ 野菜（海藻、きのこ含む）
- ☐ 芋
- ☑ 果物
- ☑ 主食

朝食

Point

エネルギー確保のためにも、ごはんは朝からしっかり食べたい。卵と豆腐でたんぱく質をプラスして、よい1日のスタートを！

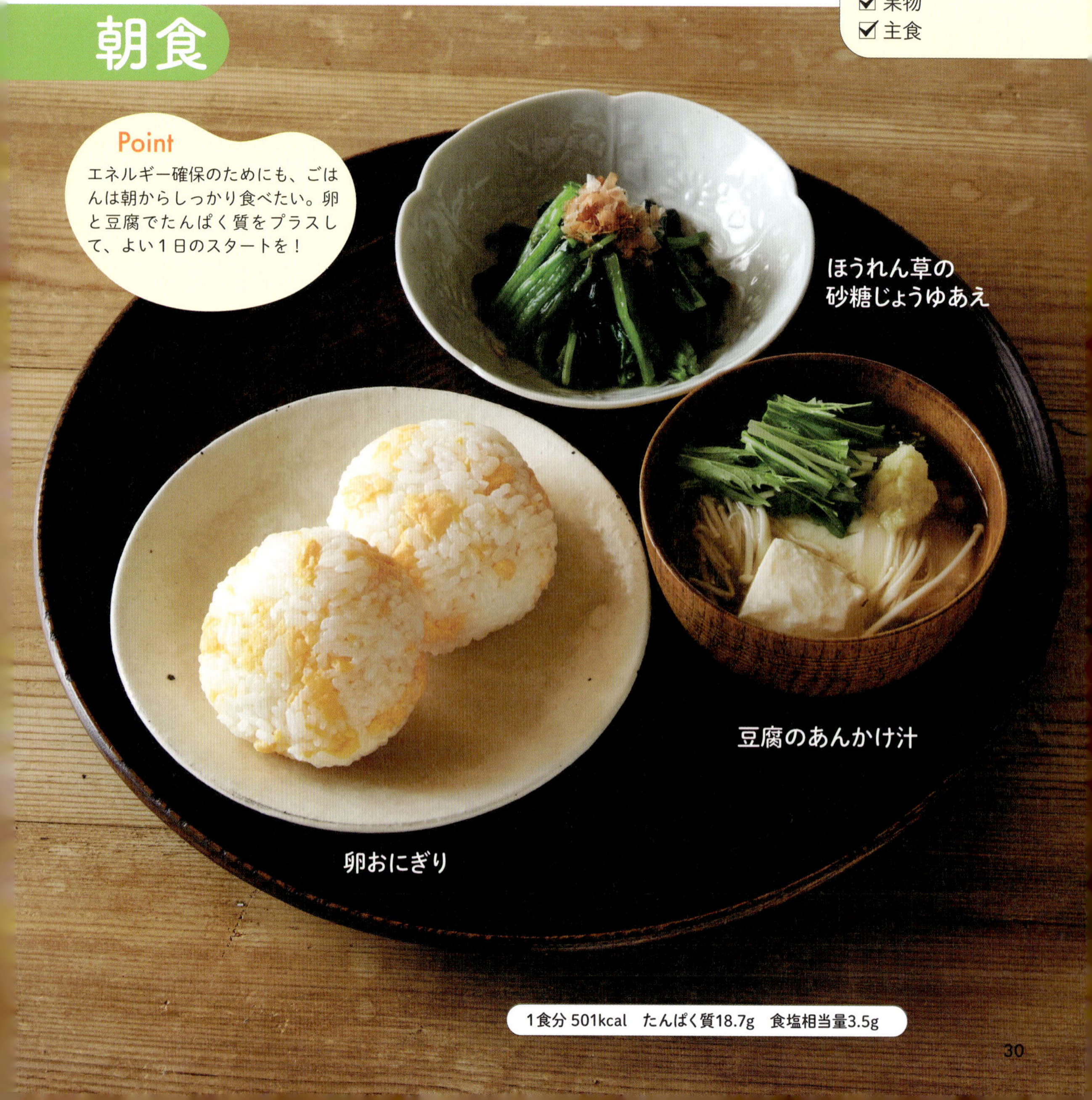

ほうれん草の砂糖じょうゆあえ

豆腐のあんかけ汁

卵おにぎり

1食分 501kcal　たんぱく質18.7g　食塩相当量3.5g

昼食

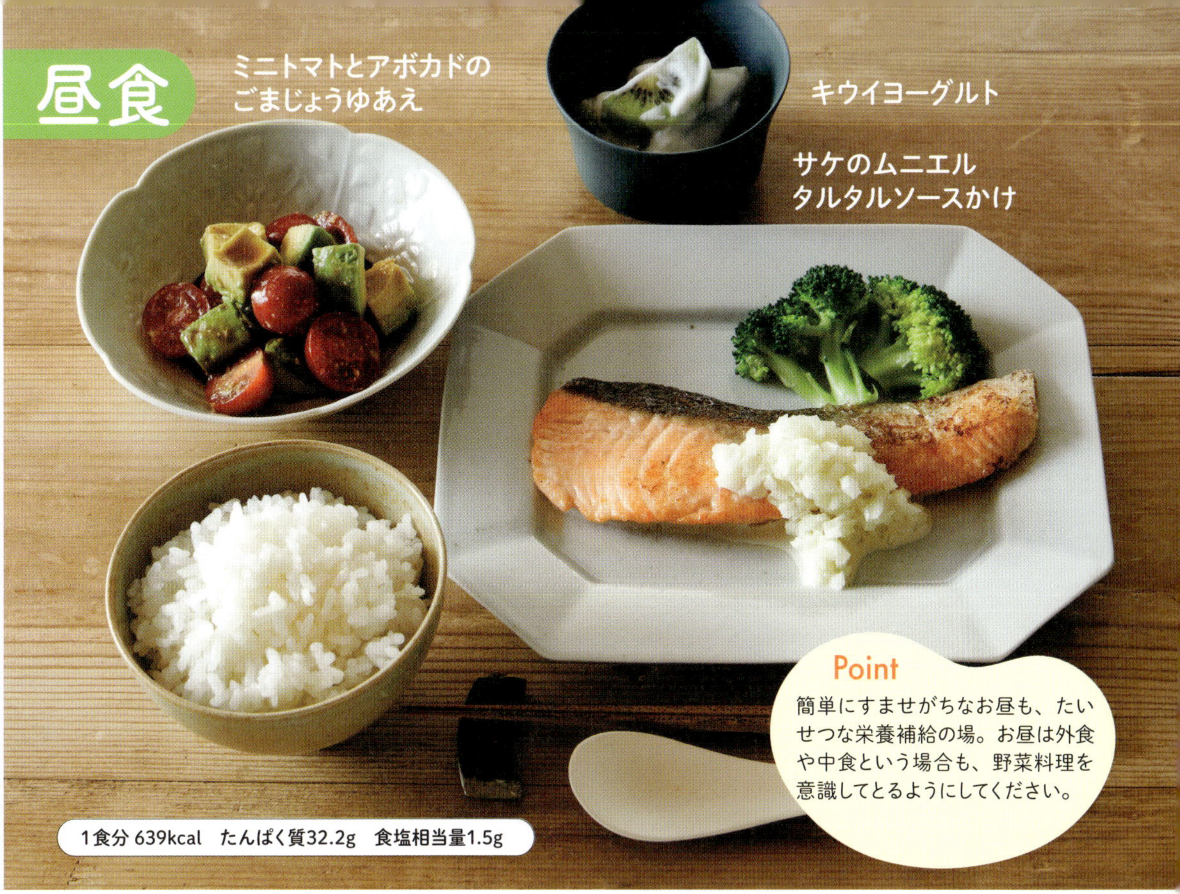
ミニトマトとアボカドの
ごまじょうゆあえ
キウイヨーグルト
サケのムニエル
タルタルソースかけ

Point

簡単にすませがちなお昼も、たいせつな栄養補給の場。お昼は外食や中食という場合も、野菜料理を意識してとるようにしてください。

1食分 639kcal　たんぱく質32.2g　食塩相当量1.5g

夕食

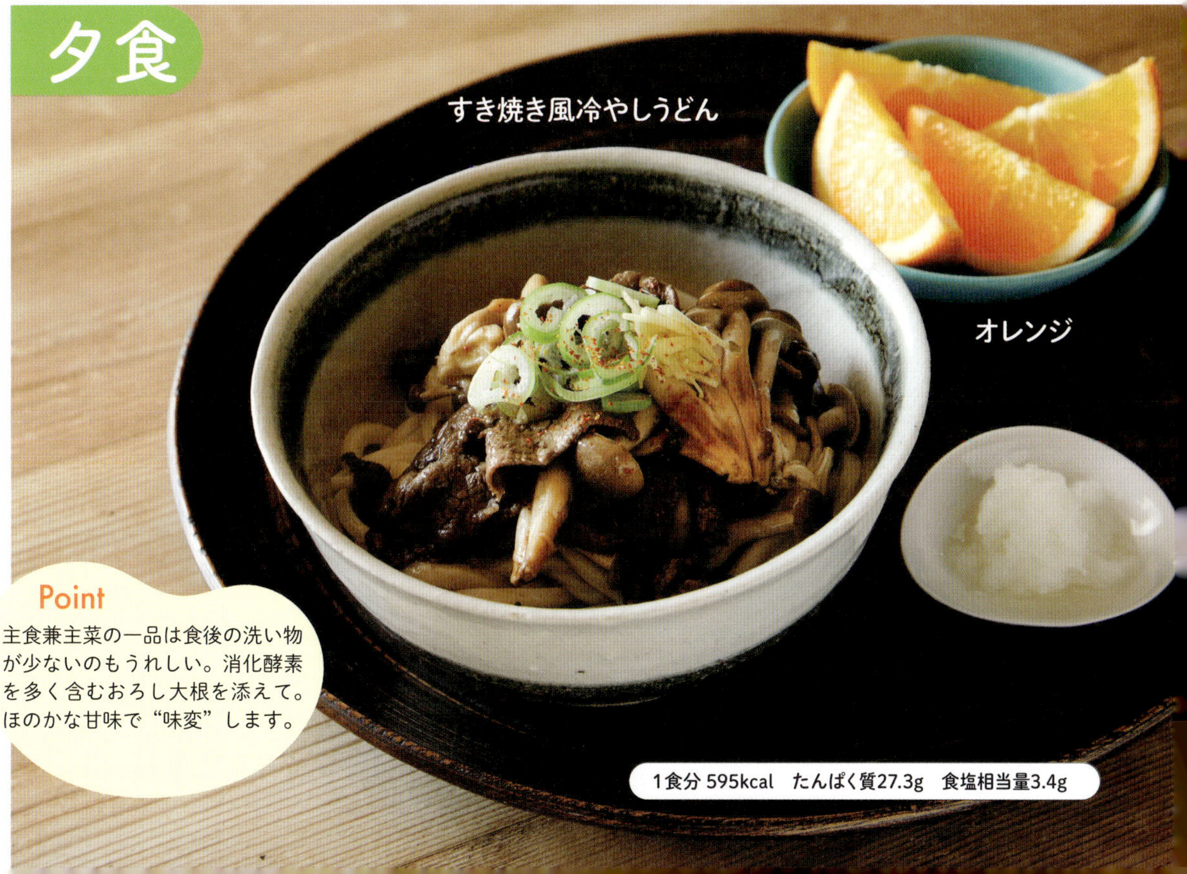
すき焼き風冷やしうどん
オレンジ

Point

主食兼主菜の一品は食後の洗い物が少ないのもうれしい。消化酵素を多く含むおろし大根を添えて。ほのかな甘味で“味変”します。

1食分 595kcal　たんぱく質27.3g　食塩相当量3.4g

1日1600kcal たんぱく質70gの献立
作り方

1日分	エネルギー	たんぱく質	食塩相当量
	1583 kcal	71.0 g	9.8 g

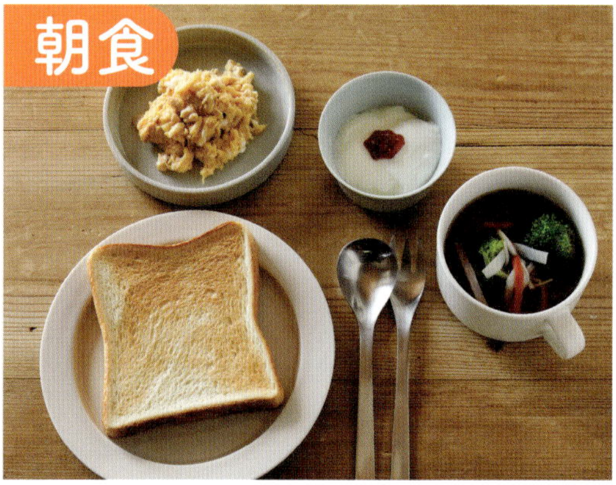

スクランブルエッグ

卵は良質なたんぱく質を含み、カルシウムや鉄、ビタミンAやB群、Dなども豊富。ツナでうま味とたんぱく質をプラスします。

材料 [2人分]

卵……2個
ツナ油漬け缶詰め……40g
牛乳……大さじ2
塩・こしょう……各少量
サラダ油……小さじ1強(5g)

1人分 129kcal　たんぱく質10.4g　食塩相当量0.8g

作り方

1 ツナ缶は缶汁をきる。
2 ボールに卵を割りほぐし、ツナ、牛乳、塩、こしょうを加えて混ぜる。
3 フライパンに油を中火で熱し、2を入れてかき混ぜながら好みの加減に火を通す。

ブロッコリーのスープ

カニかまを味だしに、しょうゆ味に仕立てた和洋風の汁物。ブロッコリーを具にして野菜も食べやすくします。

材料 [2人分]

ブロッコリー※……60g
カニ風味かまぼこ……20g
水……1 1/2カップ
顆粒ブイヨン……小さじ2
しょうゆ……小さじ1
こしょう……少量

1人分 29kcal　たんぱく質3.3g　食塩相当量2.0g
※冷凍でもよい。凍ったまま加熱する。

作り方

1 ブロッコリーは小房に分ける。カニかまは食べやすく裂く。
2 なべに分量の水を入れて火にかけ、煮立ったら、顆粒ブイヨンと1を加えてブロッコリーがやわらかくなるまで煮る。
3 しょうゆを加えて調味し、こしょうをふる。

トースト

色よく焼いたトーストに、バターやジャムは不要。スクランブルエッグをのせたり、スープを浸したりするとおいしい。

材料と作り方 [2人分]

6枚切りの食パン2枚(120g)をオーブントースターでこんがりと焼く。

1人分 149kcal　たんぱく質5.3g　食塩相当量0.7g

ジャムヨーグルト

食後のデザート代わりで、カルシウムの供給源にもなる一品。ジャムは好みのものでOK。

材料と作り方 [2人分]

器にプレーンヨーグルト200gを等分に盛り、いちごジャム※小さじ1を等分にのせる。

1人分 65kcal　たんぱく質3.6g　食塩相当量0.1g
※好みのジャムやマーマレードでよい。

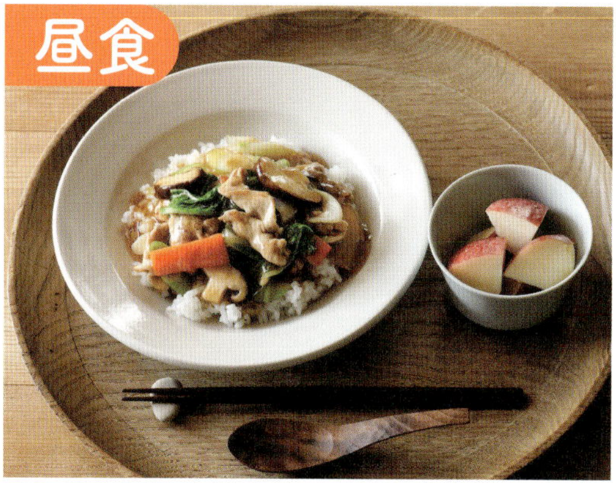

中華丼

中華丼は一皿で肉も野菜もとれるのが利点。とろみがついて、ごはんが食べやすくなります。

材料 [2人分]

	温かいごはん	300g
	豚こま切れ肉	140g
	白菜	2枚(200g)
	にんじん	1/2本(50g)
	生しいたけ	2枚(20g)
	ねぎ	1/2本(50g)
	サラダ油	大さじ1強(14g)
	塩・こしょう	各少量
a	顆粒鶏がらだし	小さじ1
	水	1 4/5カップ
	酒	大さじ2
	しょうゆ	小さじ2
	おろししょうが	10g
b	かたくり粉	大さじ2
	水	大さじ1

1人分 519kcal　たんぱく質18.9g　食塩相当量1.4g

作り方

1 豚肉はほぐし、大きいものは食べやすく切る。

2 白菜は軸と葉に切り分け、軸はそぎ切りにし、葉は一口大に切る。にんじんは短冊切りにし、しいたけは石づきを除いて薄切りにする。ねぎは1cm幅の斜め切りにする。

3 aを合わせ、bをかき混ぜて加える。

4 フライパンに油を中火で熱し、1を入れて色が変わるまでいため、白菜の軸、にんじん、しいたけを順に加えていためる。全体がしんなりとなったら、白菜の葉とねぎを加えていため合わせ、塩とこしょうで味をととのえる。

5 3を加え混ぜ、とろみがつくまで煮る。

6 器にごはんを盛り、5をかける。

りんご

皮の赤は目のサプリメントと呼ばれるアントシアニンの色。食べにくければ除きます。

材料と作り方 [2人分]

りんご(皮つき) 50gは芯《しん》を除き、食べやすく切る。

1人分 14kcal　たんぱく質0.1g　食塩相当量0g

夕食

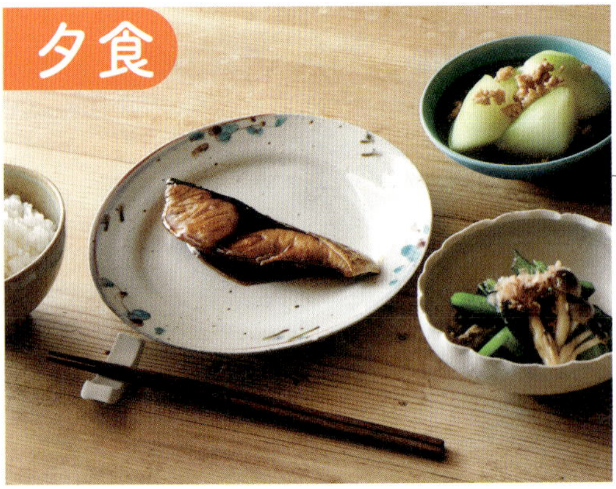

小松菜としめじのお浸し

副菜のもう１品は緑黄色野菜メインのお浸しに。アクが少ない小松菜は電子レンジ加熱ができて手軽です。しめじで食感に変化をつけて。

材料［2人分］

小松菜……120ｇ
しめじ類……40ｇ
a｜しょうゆ・みりん……各大さじ1/2
　｜顆粒和風だし……小さじ1/2
削りガツオ……2/3袋（２ｇ）

１人分 32kcal　たんぱく質2.8ｇ　食塩相当量1.0ｇ

作り方

1 小松菜は1〜２㎝長さに切る。しめじは石づきを除いてほぐす。
2 耐熱容器に1を合わせて入れ、ラップをふんわりとかけて電子レンジ(600W)で４分加熱する。あら熱がとれたらキッチンペーパーで水けをふきとる。
3 ボールにaを入れて混ぜ合わせ、2を加えてあえる。
4 器に盛り、削りガツオをのせる。

ごはん（1人分150g）

エネルギーはもちろん、食物繊維やたんぱく質の供給源にもなります。

１人分 234kcal　たんぱく質3.8ｇ　食塩相当量０ｇ

ブリの照り焼き

ブリは健康によいＤＨＡやＥＰＡ（27ページ）を多く含む青背魚の代表格です。

材料［2人分］

ブリ……２切れ（160ｇ）
a｜しょうゆ・酒・みりん……各大さじ1
　｜砂糖……小さじ1
サラダ油……大さじ1強（14ｇ）

１人分 279kcal　たんぱく質17.7ｇ　食塩相当量1.7ｇ

作り方

1 aは混ぜ合わせ、ブリにからめて15分おく。
2 フライパンに油を中火で熱し、ブリをつけ汁をきって入れ、両面を焼く。七〜八割がた火が通ったら、つけ汁を加える。
3 ブリをときどき返しながら、汁にとろみがつくまで煮つめる。

とうがんのひき肉あんかけ

やわらかくのど越しがよいとうがん。温かくても冷たくしてもおいしい。

材料［2人分］

とうがん※（わたと種、皮を除く）……200ｇ
鶏ひき肉……40ｇ
サラダ油……大さじ1/2
a｜しょうゆ・みりん……各大さじ1 1/2
　｜酒……大さじ1　水……1カップ
｜かたくり粉……大さじ1/2　水……大さじ1

１人分 133kcal　たんぱく質5.1ｇ　食塩相当量2.1ｇ
※大根やかぶで作るのもおいしい。かぶの場合はゆで時間を短くする。

作り方

1 とうがんは一口大に切り、沸騰湯で15分ほどゆでてやわらかくする。ざるにあげ、湯をきる。
2 フライパンに油を中火で熱し、ひき肉をいためる。1を加えていため、aを加え混ぜて煮立てる。水どきかたくり粉を加え、とろみをつける。

ほうれん草の砂糖じょうゆあえ

ほうれん草は緑黄色野菜の代表格。シンプルな砂糖じょうゆ味がよく合います。

材料 [2人分]

ほうれん草……160g
a 砂糖・しょうゆ……各小さじ1/2
削りガツオ……1/3袋（1g）

1人分 20kcal　たんぱく質2.2g　塩分相当量0.2g

作り方

1 ほうれん草は熱湯でゆでて水にとり、水けを絞って食べやすい長さに切る。
2 ボールに1を入れ、aを加えて混ぜる。
3 器に盛り、削りガツオをのせる。

豆腐のあんかけ汁

かたくり粉のとろみでのど越しよく。水菜が食べにくい場合は、さっとゆでてかさを減らしても。

材料 [2人分]

絹ごし豆腐……1/2丁(150g)
えのきたけ……60g
a 水……2カップ
　顆粒和風だし……小さじ1
b しょうゆ……小さじ2
　みりん……大さじ1/2
　塩……小さじ1/4
かたくり粉……小さじ2
水……大さじ1 1/3
水菜……10g
おろししょうが……少量

1人分 82kcal　たんぱく質5.7g　塩分相当量2.2g

作り方

1 えのきたけは石づきを除いてほぐす。水菜は根元を除いて2～3cm長さに切る。
2 なべにaを入れて中火にかけ、煮立ったらえのきたけを加えてさっと煮て、bで調味する。
3 再び煮立ったら水どきかたくり粉を加えてとろみをつける、豆腐を大きめにくずして加え、ひと煮立てする。
4 器に盛り、水菜としょうがをのせる。

1日1800kcalたんぱく質80gの献立 作り方

1日分	エネルギー	たんぱく質	食塩相当量
	1735kcal	78.2g	8.4g

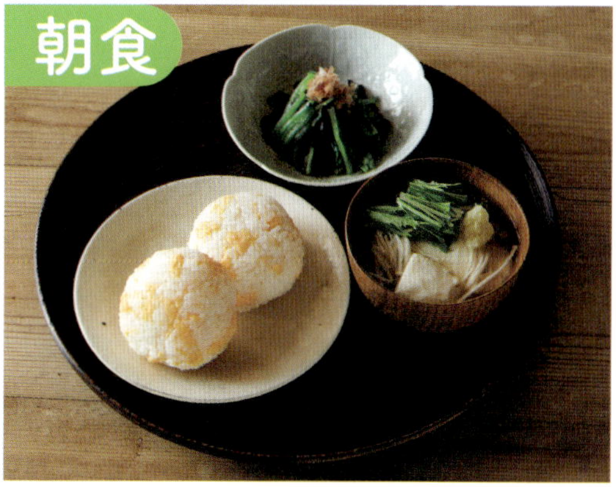

卵おにぎり

火の通りが早い卵は、慌しい朝に便利な食材。おにぎりにして、ごはんといっしょに。

材料 [2人分]

ごはん……300～400g
卵……2個
a みりん・酒……各小さじ2
　塩……小さじ1/4
ごま油……大さじ1/2

1人分 399kcal　たんぱく質10.8g　塩分相当量1.1g

作り方

1 ボールに卵を割りほぐし、aを加え混ぜる。
2 フライパンにごま油を中火で熱し、1を流し入れ、菜箸でかき混ぜながら火を通す。
3 ごはんに2を加えてさっくりと混ぜ、4等分してにぎる。

・好みでのりを巻いてもよい。

ミニトマトとアボカドのごまじょうゆあえ

アボカドとトマトは抗酸化ビタミンを含む名コンビ。和風の味つけとも好相性です。

材料 [2人分]

ミニトマト……100 g
アボカド……1/2個(60 g)
a しょうゆ……小さじ1
a すり白ごま……小さじ1/2

1人分 76kcal　たんぱく質1.6 g　食塩相当量0.4 g

作り方

1 ミニトマトはへたを除き、縦半分に切る。
2 アボカドは種と皮を除いて1.5cmのさいの目に切る。
3 ボールに1と2を入れ、aを加えてあえ混ぜる。

ごはん（1人分 150g）

よく噛《か》んで食べると甘味が出てきます。

1人分 234kcal　たんぱく質3.8 g　食塩相当量0 g

キウイヨーグルト

一年じゅう出まわるキウイはビタミンCが豊富。カルシウムが多いヨーグルトといっしょに。

材料 [2人分]

キウイフルーツ……1個(100g)
プレーンヨーグルト……100 g
砂糖……小さじ1

1人分 59kcal　たんぱく質2.3 g　食塩相当量0.1 g

作り方

1 キウイは皮をむいて一口大に切る。
2 ボールにヨーグルト、砂糖、キウイを入れて混ぜ、器に盛る。

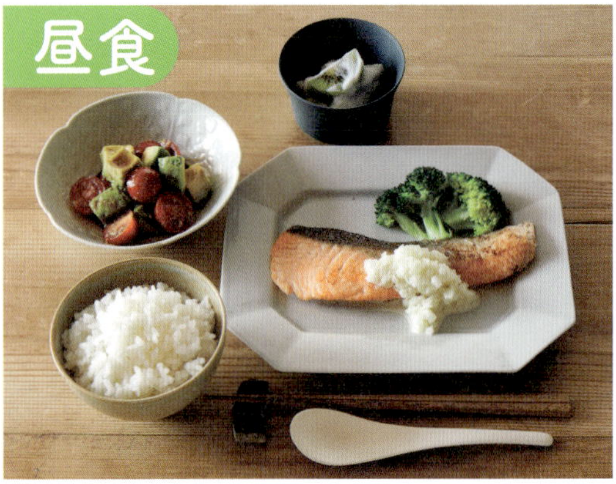

サケのムニエル　タルタルソースかけ

バターのこくをからめたムニエルに、玉ねぎのみずみずしい甘味の簡単ソースをかけて。

材料 [2人分]

生ザケ……2切れ(200 g)
塩……ミニスプーン1弱(1 g)
こしょう……少量
小麦粉……適量
サラダ油……大さじ1/2
バター……大さじ1(12 g)
a 玉ねぎ……1/4個(50g)
a マヨネーズ……大さじ1
a 砂糖……小さじ1
a 塩……少量
a レモン果汁……大さじ1
ブロッコリー(ゆでる)……50 g

1人分 270kcal　たんぱく質24.5 g　塩分相当量1.0 g

作り方

1 タルタルソースを作る。玉ねぎはみじん切りにし、塩少量(分量外)をふってもみ、水にさらして水けを絞る。aのそのほかの材料を合わせて混ぜる。
2 サケは塩とこしょうをふり、小麦粉をまぶしつける。
3 フライパンに油とバターを中火で熱し、サケを皮を下にして入れる。焼き色がつくまで1～2分焼き、上下を返して弱火にし、3～4分焼いて火を通す。
4 器に3を盛り、1をかけ、ブロッコリーを添える。

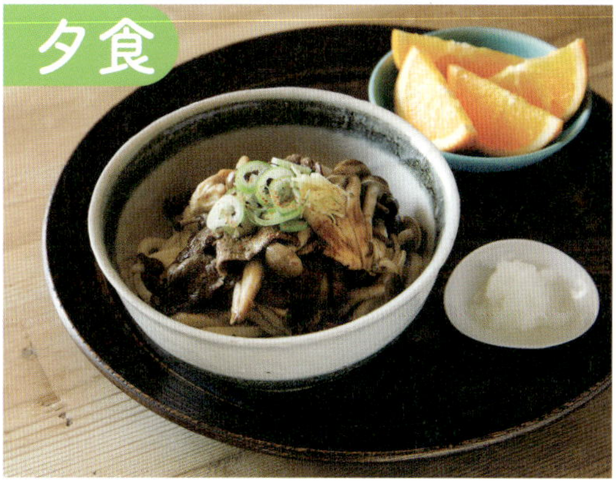

すき焼き風冷やしうどん

汁なしの具だくさんうどんは、好みで温かくしてもＯＫ。牛肉は脂身つきを使って、おいしくエネルギーを補います。

材料［2人分］

冷凍うどん	2玉(400g)
牛肩薄切り肉(脂身つき)	200g
しめじ類	150g
しょうが	小1/2かけ
サラダ油	大さじ1/2
酒	大さじ1/2
a　水	大さじ3
しょうゆ	大さじ2
みりん・砂糖	各大さじ1
ねぎ	10g
七味とうがらし	少量
おろし大根	100g

1人分 566kcal　たんぱく質26.8g　食塩相当量3.4g

作り方

1 牛肉は食べやすい大きさに切る。しめじは石づきを除き、ほぐす。しょうがはせん切りにする。ねぎは薄い小口切りにする。

2 フライパンに油を中火で熱し、牛肉をいためる。肉の色が変わったらしょうがを加えていため、酒をふり入れる。

3 aとしめじを加え、ふたをして弱火で5〜6分煮る。

4 うどんは袋の表示に従ってもどし、ざるにあげて水洗いし、水けをきる。

5 器に4を盛って3をかける。ねぎをのせ、七味とうがらしをふる。別皿におろし大根を盛って添える。

オレンジ

ジューシーなオレンジで食事をしめくくります。

材料と作り方［2人分］

オレンジ1個(120g)は8等分のくし形切りにする。

1人分 29kcal　たんぱく質0.5g　食塩相当量0g

チェック表やダイアリーで「食べられない」の早期発見を

自分の体調のチェックを習慣づけよう！

左ページの「**体調・食事量のチェック表**」は、医療機関で、患者さんの栄養状態を確認するために用いる質問票です。これをもとに栄養指導が行なわれます。

まだ栄養指導を受けていないかたも、悪液質は早期発見がカギなので、この表を参考に、ご自分の体調や食事量をチェックしてみてください。チェックの習慣が身につけば、小さな変化に気づくことができ、悪液質の予防に役立ちます。

あわせて、「**食事と体調のダイアリー**」（下）をつけておくと、医師や管理栄養士と話すときなどにも役立ちます。ダイアリーには、食事の内容や量、食べられなかった理由、体重、体調、治療スケジュールなどを書きとめておけば、体調管理のデータとして役立ちます。

食事と体調のダイアリー

4月10日（水曜日）
化学療法1クール・2日目
体重 65kg

料理名と、できれば食べた量も書いておきます

体重は測る時間を同じにすると変化がわかりやすくなります（朝起きて、トイレに行ったあとが理想的）。

時刻	食事	食欲	食事の感想	体調
6:00 朝食	ゆで卵× トースト1/2枚 カフェオレ りんご1/4個	△	ゆで卵のにおいが気になって食べられなかった	胃がむかむかとして5時に起床。 朝食をとったらおちついた
9:00 間食	ヨーグルト1個	○	冷たいとおいしい	体調がよかったので庭仕事をする （30分間）
12:00 昼食	冷やし五目そうめん （かまぼこ2切れ、 錦糸卵、 蒸し鶏、 トマト、きゅうり） うどん2/3玉	○	うどんは少し残してしまったが、錦糸卵は食べられた。トマトもおいしかった	
15:00 間食	ゼリー1個	○		
18:00 夕食	サワラの照り焼き1切れ かぼちゃの甘煮 酢の物 豆腐と青菜のみそ汁 ごはん　半分	△	しょうゆベースの甘辛いおかずは食べやすい（サワラ、かぼちゃ）ごはんはあまり食べられなかった	夕食後に散歩 （30分間）
22:00				就寝

体を動かしたり、横になっていたりしたおおよその時間もメモしておきます

おいしく食べられたときの感想をメモしておくと、食欲がなくなったときの参考になります

食べられなかった、あまり食べられなかった料理も、×や△でチェックしておきましょう

体調・食事量のチェック表

1 体重

私の現在および最近の体重について まとめると

私の現在の体重は約＿＿＿＿kgです。

私の身長は＿＿＿＿cmです。

1か月前の体重は約＿＿＿kgでした。

6か月前の体重は約＿＿＿kgでした。

この2週間に私の体重は

- □ 減りました
- □ 変わりません
- □ 増えました

2 食事の摂取

私のふだんの食事量と比べて、この1か月間の食事量は

- □ 変わっていない
- □ ふだんより多い
- □ ふだんより少ない

私の今の食事は

- □ 普通の食事だが、通常の量よりは少ない
- □ 固形物をほんの少し
- □ 重湯など流動食のみ
- □ 栄養剤のみ
- □ ほとんどなにも食べられない
- □ チューブや点滴による栄養のみ

3 症状

私は以下のような問題があって、この2週間、充分に食べられない状況が続いています（あてはまるものすべてをチェック）

- □ 問題なく食べられた
- □ 食欲がなかった、または食べようという気にならなかった
- □ 吐きけ
- □ 嘔吐
- □ 下痢
- □ 便秘
- □ 口の渇き
- □ 口の中の痛み
- □ においが気になる
- □ 味がおかしい、または味がしない
- □ すぐに満腹になる
- □ 飲み込みにくい
- □ だるさ
- □ 痛み：どこですか？＿＿＿＿＿＿＿＿
- □ その他（例：気分の落ち込み、経済的な問題、歯の問題）：＿＿＿＿＿＿＿＿

4 活動と機能

この1か月間の私の活動を全般的に評価すると

- □ なんの制限もなく、普通に活動できた
- □ ふだん通りではないが、起き上がっておおむね普通に近い活動ができた
- □ ほとんどのことができないと思われたが、ベッドやふとん、または椅《い》子《す》で過ごすのは半日以下だった
- □ ほとんど活動できず、1日の大半をベッドやふとん、または椅子で過ごした
- □ ほとんど横になっていて、ベッドやふとんから出ることはまれだった

出典：OtteryFD：Definition of standardized nutritional assessment and interventional pathways in oncology. Nutrition,12：S15-S19, 1996

体調不良で食事量が減ってきたときは早めの対策がたいせつ

症状別　無理なくおいしく食べる食事のポイント

治療が始まり、抗がん剤治療や放射線治療の影響などがある場合は、医師や管理栄養士の指導のもと、治療部位の状況に応じた食事を少しずつ進めていきます。

ここでは、食事量が低下したときの一般的な対策をご紹介します。

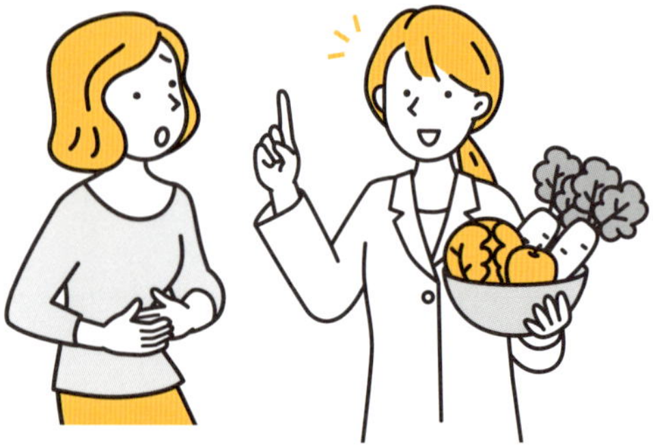

食欲不振のとき

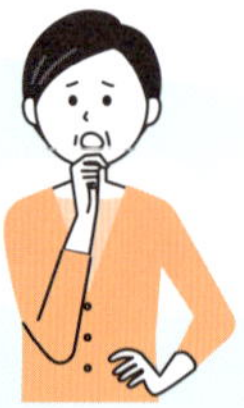

●起床時に水を飲む

水に、レモン果汁や梅干しを入れるとさらに効果的。唾液《だえき》や胃酸が出て、食欲が湧《わ》く効果が期待できる。

●食欲をそそる食事にする

見た目がよいもの、好物のものを用意する。

●盛りつけをくふうする

少量ずつ、無理なく食べられそうな量にするのがポイント。

●料理の彩りをよくする

ブロッコリーやミニトマトなど、明るい色の野菜を使うのがおすすめ。

●のど越しがよく、エネルギーがとれるものを利用する

高脂肪のアイスクリーム、プリン、ゼリー、シャーベット、ヨーグルト、メロンやすいかなどみずみずしい果物などが食べやすい。

●食べやすい料理にする

食欲がないときも、梅干しが入ったおにぎりや巻きずし、お茶漬け、冷製ポタージュ、そうめん、冷ややっこ、卵豆腐などが食べやすい。

胃もたれ、胃の不快感があるとき

●胃に負担をかけないようにする

脂肪が多い肉や魚、揚げ物など油を多く使った料理、根菜や海藻などのかたい繊維質のもの、強い辛味や甘味、カフェインなど。これら食材や料理は避けるようにする。

●消化がよい食材にする

豆腐、卵、低脂肪の白身魚や鶏肉などがおすすめ。肉は、ひき肉のほうが消化がよくなる。牛乳やヨーグルトなどの乳製品は胃壁を守るのでおすすめ。

●消化がよくなるくふうをする

野菜はやわらかく調理したり、ミキサーで攪拌《かくはん》したりするとよい。よく噛《か》んで食べて唾液の分泌《ぶんぴつ》を促すことも、消化を高めるポイントに。

●腹6～7分目に

胃が不調のときは食べすぎないことがたいせつ。また、就寝3時間前に夕食をすませることも、胃に負担をかけない食べ方。

吐きけがあるとき

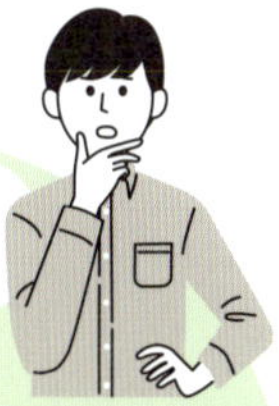

●あっさりとした料理にする

消化がよく、胃に負担がかからない料理にする。豆腐、スープ、おかゆ、シリアル（ヨーグルトや牛乳をかけて）、うどん、そうめん、お茶漬け、すし飯など。

●果物をとる

オレンジ、りんご、いちごなど、水分が多い果物をとるようにする。

●水分を補給する

脱水にならないよう、意識してとるようにする。食事がとれないときは、経口補水液やイオン飲料でミネラルを補給するとよい。

口やのどの痛みがあるとき

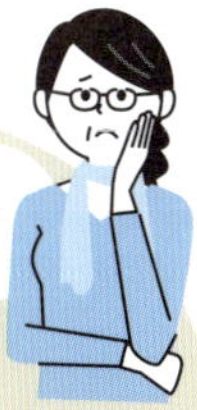

●食感をくふうする

かたいものは小さく切ったり、すりおろしたりする。また、スプーンでくずれるくらいになるまで加熱するのもよい。あんやソースをからめる、マヨネーズであえるなどしてとろみをつけると、飲み込みやすくなる。

●刺激のある味つけは避ける

しょうゆ味、酸味、塩味が刺激になりやすい。また、香辛料は避けるようにする。

●こまめな水分補給を

口の中が乾燥しないようにすることがたいせつ。

下痢のとき

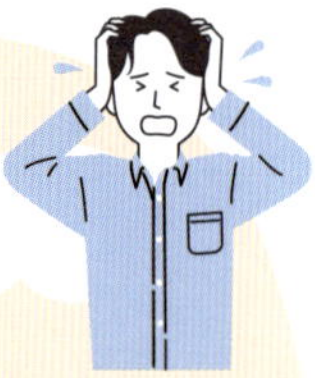

●水分補給をしっかりする

下痢は低栄養の原因になり、また脱水を招くおそれもある。おなかを刺激しないよう、冷たい飲み物は避けて、白湯やお茶、ミネラルを含んだイオン飲料を意識してとるようにする。

●胃腸に刺激となるものは避ける

食物繊維が多い根菜、芋、穀類、海藻などは、下痢のときは避ける。豆や芋も腸内で発酵してガスが発生しやすく、腸を刺激するので注意する。

●おなかにやさしい料理にする

エネルギー源になる主食と、たんぱく質を優先してとるようにする。たとえば、おかゆ＋白身魚、うどん＋鶏ささ身など。

●おなかにやさしい食材にする

卵や豆腐、はんぺん、湯葉、ツナ缶、カニ缶なども、おなかにやさしく、たんぱく質がとれる。バナナ、メロン、すいか、りんごなどの果物は消化がよく、下痢で失われやすいカリウムもとれるのでおすすめ。

味覚障害があるとき

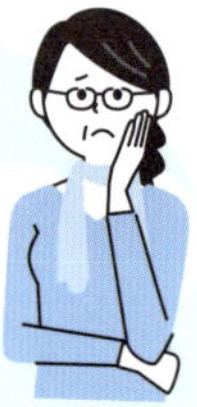

●柑橘類や香辛料を利用する

味が感じにくくなる「味覚減退」の場合は、味にアクセントをつけるくふうを。柑《かん》橘《きつ》類の酸味や香辛料の香味を効果的に使うと◎。

●強く感じる味は避ける

「味覚過敏」で甘味を強く感じる場合は、塩焼き、いため物、サラダなど甘味を加えない料理にする。塩味を強く感じる場合は、だしの香味や食材のうま味をきかせてうす味に。料理が苦く感じる「味覚異常」をやわらげる効果もある。

●亜鉛をとる

味覚を育てる栄養素、亜鉛をとるようにする。亜鉛は、赤身肉、レバー、カキ、ホヤ、卵黄、納豆などに多く含まれる。

嗅覚障害があるとき

味覚異常と同様に、においを感じにくくなる、まったく感じない、逆ににおいに敏感になる、などの症状がある。

●見た目や歯ごたえをくふうする

においを感じにくくなると、料理が味けなくなる。彩りよくきれいに盛りつけたり、シャキシャキ・パリパリ・ポリポリといった歯ごたえにしたりなど、ひとくふうを。

●冷たい料理にする

においを感じない、または、においに敏感な場合は、においが立ちにくい冷たい料理が食べやすい。刺し身、冷ややっこ、そうめん、すし、冷やししゃぶしゃぶ、冷製ポタージュ、サラダなどがおすすめ。

虫歯、歯周病なども早め早めの対策を

▶口の中は健康ですか？

口は食べ物を受け入れる最初の入り口。よく噛《か》んで食べると、唾液《だえき》が出てきて消化を助ける効果もあります。しっかりよく噛めるように、口の中の状態をよくしておくことはとてもたいせつです。

虫歯はないか、歯周病で歯肉に炎症はないか。また、義歯が合わない、口の中が乾燥しているなど、なにかトラブルはないか、一度、歯科医の診察を受けて確認しましょう。虫歯や歯肉炎がある場合は治療し、定期的に歯石を除去してもらうようにします。

栄養状態や今後の治療で口内炎や味覚異常、嗅覚異常などが生じた場合も、口の中がよい状態ならば悪化を防ぐこともできます。

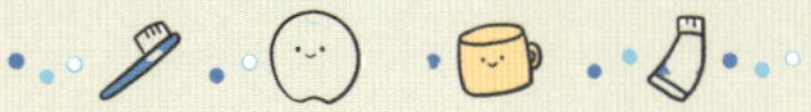

▶歯磨きをしっかりと

口の中のケアとしては、歯磨きが基本です。できれば毎食後が理想ですが、昼食後などはむずかしいという場合は、食後にうがいをして口の中のよごれをざっと除き、就寝前に歯ブラシで念入りに磨くとよいでしょう。歯間ブラシやデンタルフロスなどを使い、歯と歯の間もきれいにします。

さらにもう一つやりたいケアは、舌をきれいにすることです。舌の表面が白くなっていれば、舌苔《ぜったい》がついて細菌が繁殖しているおそれがあります。舌専用のブラシやスポンジブラシでやさしくこすって落とします。舌の清掃は3日に1回くらいでOKです。

便秘のとき

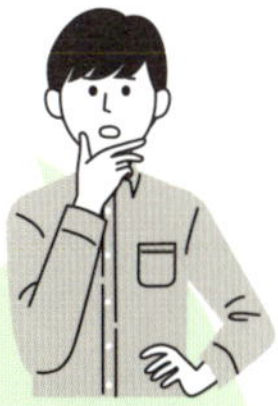

●食物繊維が多い食品をとる

薬の副反応で便秘になる場合もある。野菜、きのこ、海藻、豆、雑穀など、食物繊維が多い食材をとって便秘を予防する。

●乳酸菌、ビフィズス菌などをとる

ヨーグルト、乳酸菌飲料、納豆などに多く含まれる乳酸菌やビフィズス菌は、腸の善玉菌の働きを活発にして便秘解消に役立つ。

●油や水分をとる

油や水分は、便をやわらかくしてスムーズなお通じにつながる。

●軽い運動と規則正しい生活を

軽い運動や散歩で体を動かすと、腸も活発に動く。規則正しい生活で自律神経の働きをととのえることも重要。食事を毎朝、できるだけ同じ時間にとり、トイレタイムをゆっくりとるようにするとよい。

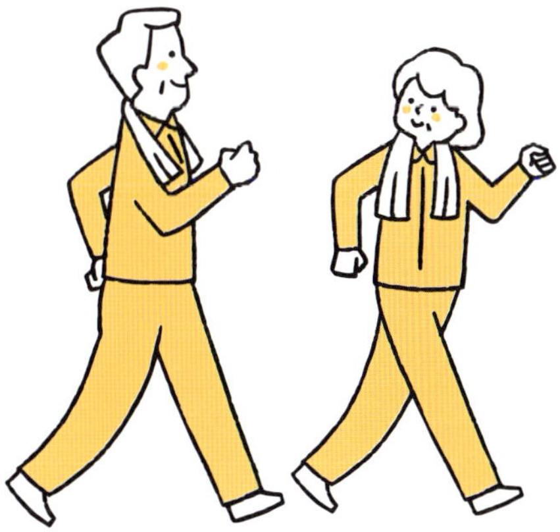

無理なく、少量ずつ1日5食の献立プラン

1日分	エネルギー	たんぱく質	食塩相当量
	1244 kcal	58.3 g	9.3 g

食欲がない、胃腸が重い、口内炎が痛いなど、
食事がとりにくいときは少量ずつを複数回に分けるのが手。
10時と15時の間食も栄養補給のチャンスです。

朝食

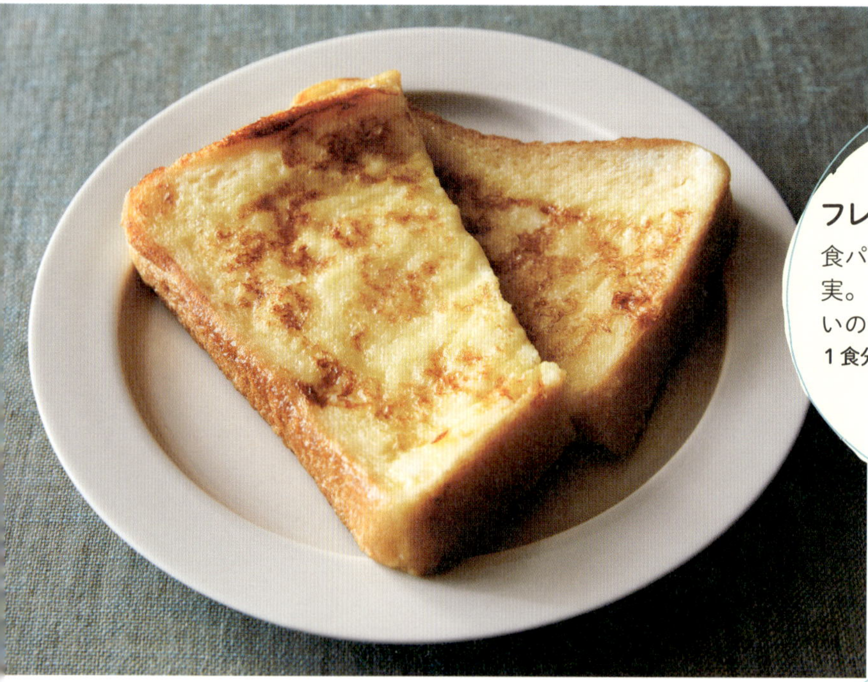

フレンチトースト

食パンに卵液をしみ込ませて栄養充実。しっとりやわらかく、食べやすいのも利点です。

1食分 309kcal　たんぱく質 13.2g
食塩相当量 1.0g

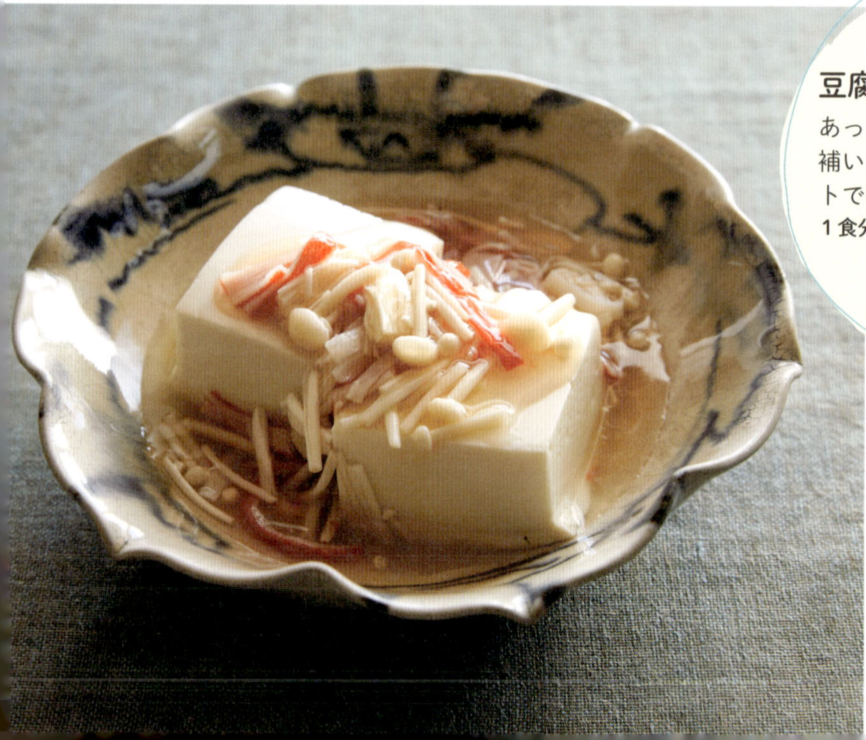

豆腐の和風あんかけ

あっさりとした豆腐でたんぱく質を補います。絹ごしは口当たりがソフトで◎。とろりと味をからめて。

1食分 144kcal　たんぱく質 11.5g
食塩相当量 1.2g

昼食

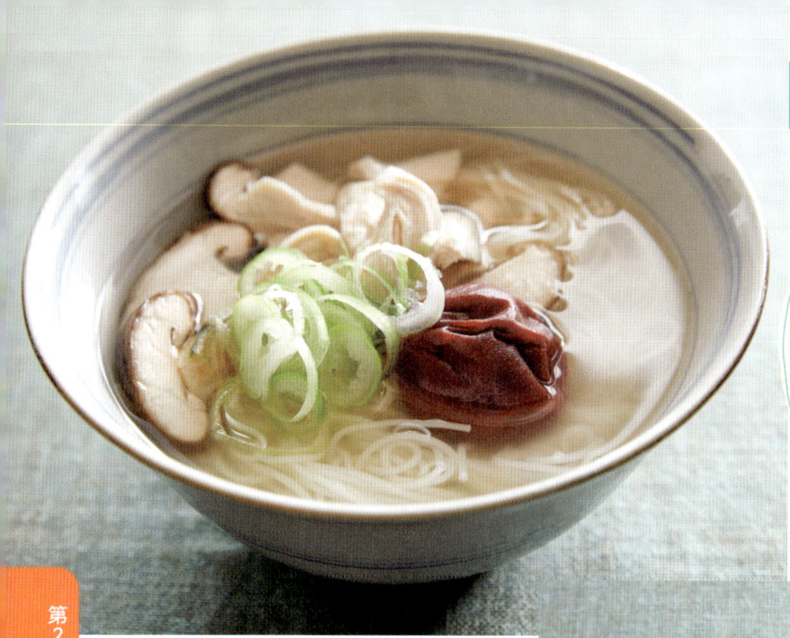

梅にゅうめん

昼食は消化がよいそうめんに。よく噛《か》むとさらに消化が高まります。梅干しの酸味は食欲アップの効果あり。

1食分 314kcal　たんぱく質 18.4g
食塩相当量 3.0g

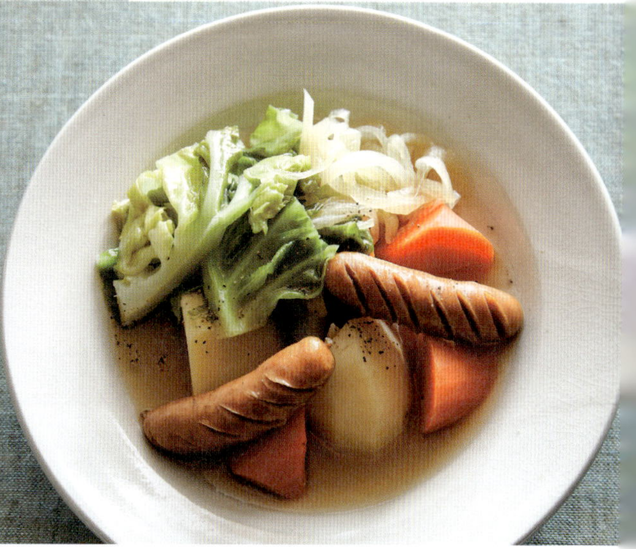

和風ポトフ

具のうま味が出た汁ごと食べます。野菜は加熱するとかさが減り、量がとれるのもうれしい。

1食分 161kcal　たんぱく質 5.6g
食塩相当量 2.3g

夕食

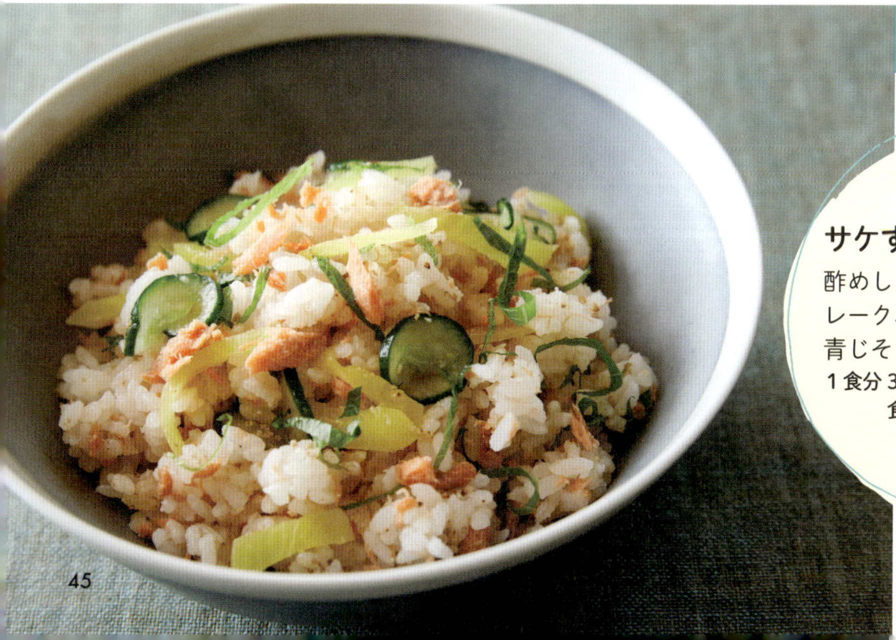

サケずし

酢めしが食欲をそそります。サケフレーク、塩もみきゅうり、たくあん、青じそも食欲アップに効果的。

1食分 316kcal　たんぱく質 9.6g
食塩相当量 1.8g

無理なく、少量ずつ
1日5食の献立プラン
作り方

1日分	エネルギー	たんぱく質	食塩相当量
	1244 kcal	58.3 g	9.3 g

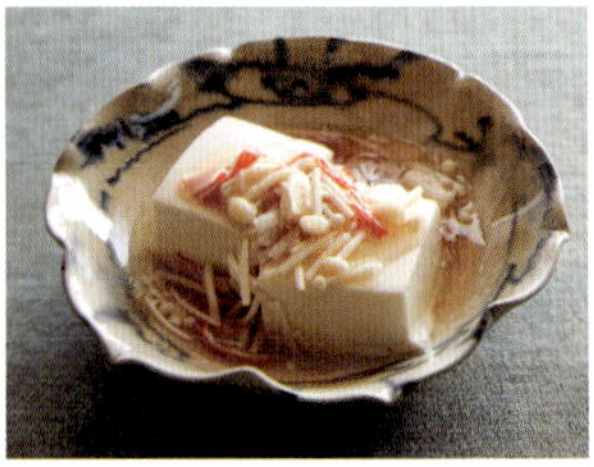

豆腐の和風あんかけ

豆腐は電子レンジ加熱で温めます。カニかまのうま味とえのきたけの食感をあんに加えて。

材料 [2人分]

絹ごし豆腐……1丁(300 g)
カニ風味かまぼこ……40 g
えのきたけ……50 g
a しょうゆ・みりん・酒……各小さじ1
　顆粒和風だし……小さじ1/2
　水……1カップ
　かたくり粉……小さじ2
　水……大さじ1 1/3

1人分 144kcal　たんぱく質11.5 g　食塩相当量1.2 g

作り方

1 豆腐は4等分にして耐熱皿に入れ、ラップをふんわりとかけて電子レンジ(600W)で1分30秒加熱する。

2 カニかまは食べやすく裂き、えのきたけは石づきを除いて長さを4等分にする。

3 なべにaと2を入れて火にかけ、煮立ったら水どきかたくり粉を加えてとろみをつける

4 豆腐の水けをふきとって器に盛り、3のあんをかける。

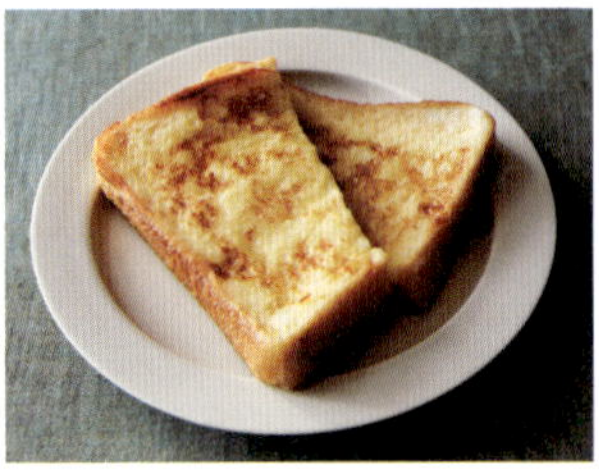

フレンチトースト

少し甘味を強くして、軽食の感覚でエネルギーを補います。

材料 [2人分]

食パン(6枚切り)……2枚(120 g)
a 卵……2個
　牛乳……1/2カップ
　砂糖……大さじ2
サラダ油……小さじ1 1/4

1人分 309kcal　たんぱく質13.2 g　食塩相当量1.0 g

作り方

1 食パンは1枚を半分に切る。

2 バットにaを入れて混ぜ合わせる(卵液)。1を入れてしばらくおき、しみ込ませる。

3 フライパンに油を中火で熱し、2を入れる。焼き色がついたら裏返して焼き、中まで火を通す。

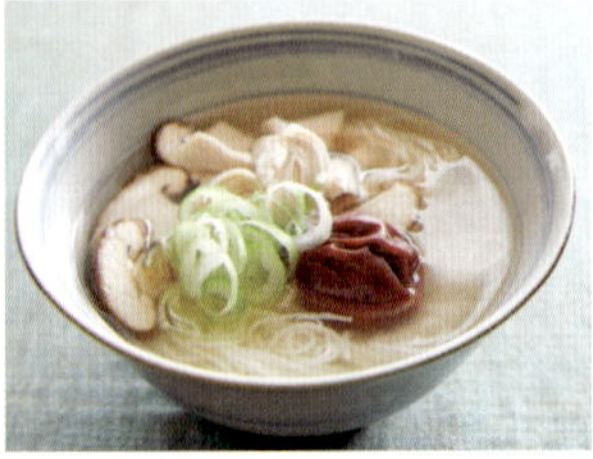

梅にゅうめん

そうめんはあっさりとしていて、食欲がないときも食べやすく、短時間でゆで上がるのも便利。

材料 [2人分]

そうめん……3束(乾150 g)
　鶏ささ身……80 g
　酒……大さじ1/2
生しいたけ(石づきを除いて薄切り)……2枚(40 g)
a 水……3カップ
　顆粒鶏がらだし……小さじ2
　塩・こしょう……各少量
ねぎ(薄い小口切り)……15 g
梅干し……2個

1人分 314kcal　たんぱく質18.4 g　食塩相当量3.0 g

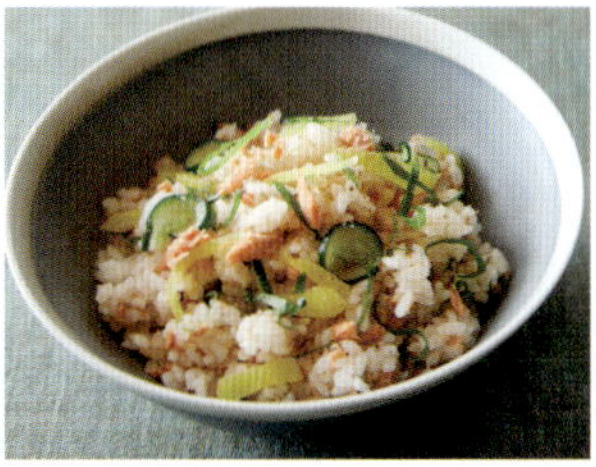

サケずし

市販のサケフレークで作る、手軽な混ぜずし。具に塩けがあるので、すし酢に塩は不要です。

材料 [2人分]

温かいごはん……300g
a 米酢……大さじ2
  砂糖……大さじ1
サケフレーク(市販品)……30g
 きゅうり……1/2本(50g)
 塩……小さじ2/3
たくあん……30g
青じそ……2枚
すり白ごま……大さじ1

1人分 316kcal たんぱく質9.6g 食塩相当量1.8g

作り方

1 きゅうりは薄い輪切りにし、塩をふってもみ、汁けを絞る。たくあんと青じそはそれぞれせん切りにする。

2 aは混ぜ合わせる(すし酢)。

3 ごはんに2をふり混ぜ、サケフレーク、1、すりごまを加えてさっくりと混ぜる。

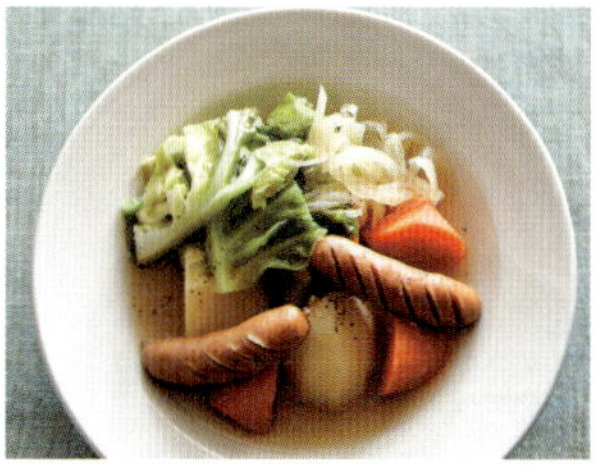

和風ポトフ

くせがない野菜や芋をコトコト煮て、汁ごと味わいます。ウインナのうま味も出ています。

材料 [2人分]

キャベツ……100g
じゃが芋……中1個(100g)
にんじん……1/2本(50g)
玉ねぎ……1/2個(100g)
ウインナソーセージ……50g
a 水……2カップ
  顆粒ブイヨン……小さじ2
  しょうゆ・みりん……各小さじ1
塩・こしょう……各少量

1人分 161kcal たんぱく質5.6g 食塩相当量2.3g

作り方

1 キャベツは食べやすい大きさに切る。じゃが芋は皮をむいて4つに切り、にんじんも一口大の乱切りにする。玉ねぎは繊維に沿って薄切りにする。

2 ウインナは包丁で斜めに切り込みを入れる。

3 なべにaを入れて中火で煮立て、1、2を加えて煮る。じゃが芋がやわらかくなったら、塩とこしょうで味をととのえる。

作り方

1 鶏ささ身は筋を除き、耐熱皿に置いて酒をふる。ラップをふんわりとかけ、電子レンジ(600W)で2分加熱し、食べやすくほぐす。

2 なべにaを入れて火にかけ、煮立ったらしいたけを加えてひと煮立ちさせる。

3 そうめんは袋の表示に従ってゆで、ざるにあげて水で洗い、水けをきる。

4 器に3を盛り、2の汁を注ぎ入れてしいたけを添え、1、梅干し、ねぎを置く。

「食べたいのに、食べられない」だれもが悩む、その解決策は？

「食べなくては」がつらくならないように…

悪液質は食欲不振がおもな症状の一つです。その病態の解明は進んできたものの、充分とはいいがたく、患者さんは「食べなければとわかっていても食べられない」「作ってもらった料理なのに食欲が湧《わ》かない」ことに悩み、家族は「食べてほしいのに食べてくれない」「なぜ食べられないの？」と心配になります。そのすれ違いが、お互いの新たな悩みになってしまうケースも……。このような、患者さんと家族の「食に関する苦悩」が指摘されています。

さらに悩ましいのが「これを食べれば治る」「この治療はしないほうがよい」といったあやしい情報が世間にあふれていることです。

正しい情報の共有がいちばんの解決策

食に関して悩んでしまうときは、医師や管理栄養士に相談することをおすすめします。相談の場には、患者さん本人と家族がいっしょに臨むことがたいせつです。家族は誤解や疑問が解け、患者さんは不安や孤独感が解消されるはずです。

そして、医療者と患者さん、家族が同じ治療目標を持つことで連帯感が生まれ、治療に前向きになれます。

食べることについて、患者さんも家族も、下のような悩みはありませんか。思いあたることが多かったら、医師や管理栄養士に相談しましょう。

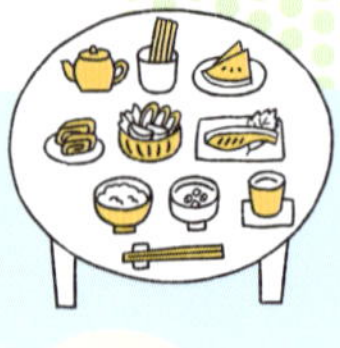

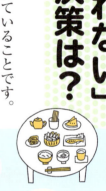

食の悩みをチェック

- 栄養不足で弱ってしまうのではと不安
- 食事のことでいい合いをしてしまう
- どうしたらもっと食べられるようになるの？
- 食事を楽しめなくなってしまった（しんどい思いをさせている）
- 食べなければと思うのに食べられない（食べてほしいのに食べてくれない）
- なぜ食べられないのかわからない（なぜ食べてくれないの？）
- 食事を用意してくれた思いにこたえられない（こたえてくれない）

出典：
Amano K, Morita T, Miura T, Mori N, Tatara R, Kessoku T, et al. “Development and validation of questionnaires for eating-related distress among advanced cancer patients and families,” *J Cachexia Sarcopenia Muscle* 2023.Feb:14(1):310-325. DOI: 10.1002/jcsm.13133

第3章

食欲が出てくる料理

うま味が多い肉、健康によい魚、調理しやすい卵、
低脂肪高たんぱく質の大豆製品、
体の調子をととのえる野菜など、いろいろな食材を
おいしく食べるレシピ集です。
食べやすい汁物、スープ、ごはんやめん、パン、
おやつなどのレシピも満載です。

箸《はし》が進む！ 食べやすい 肉料理

肉は貴重なたんぱく質源で、免疫力アップや疲労回復などにも有利。うま味があり、料理に使いやすのも利点です。

＼なんにでも合う／

肉みそ

ごはんやめんにのせたり、卵焼きの具にしたり。
生野菜に包む、蒸した野菜や芋に
トッピングするなどもおすすめ。

材料［2人分］

豚ひき肉	200ｇ
ごま油	小さじ1
おろししょうが	小さじ2（8ｇ）
a　赤みそ・砂糖	各大さじ3
酒・水	各大さじ2 1/2

1人分 368kcal　たんぱく質22.4ｇ　食塩相当量3.4ｇ

作り方

1 フライパンにごま油を中火で熱し、しょうがをいため、香りが立ったら豚肉を加えていためる。

2 肉の色が変わったらaを加え、火を弱めて混ぜながらとろみがつくまで煮る。

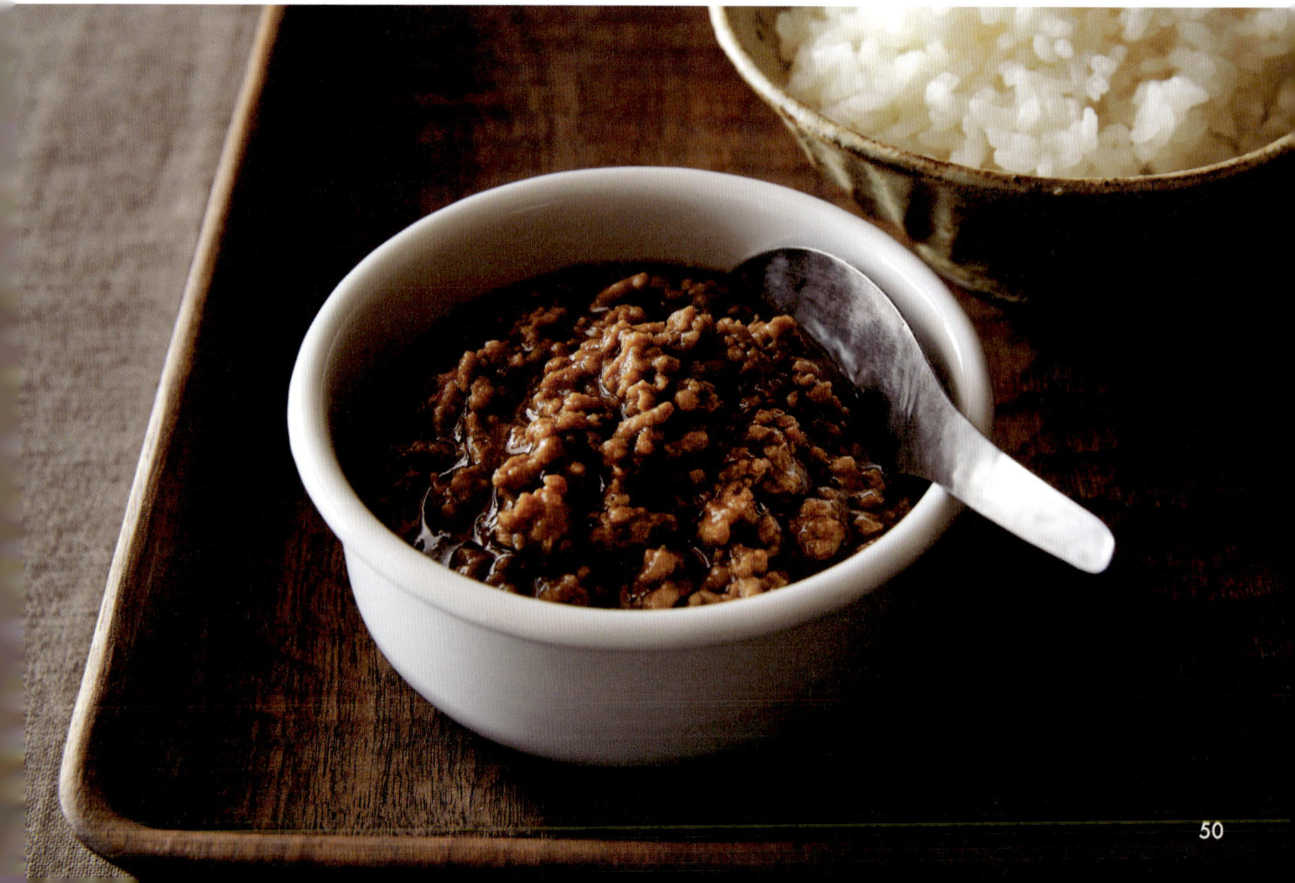

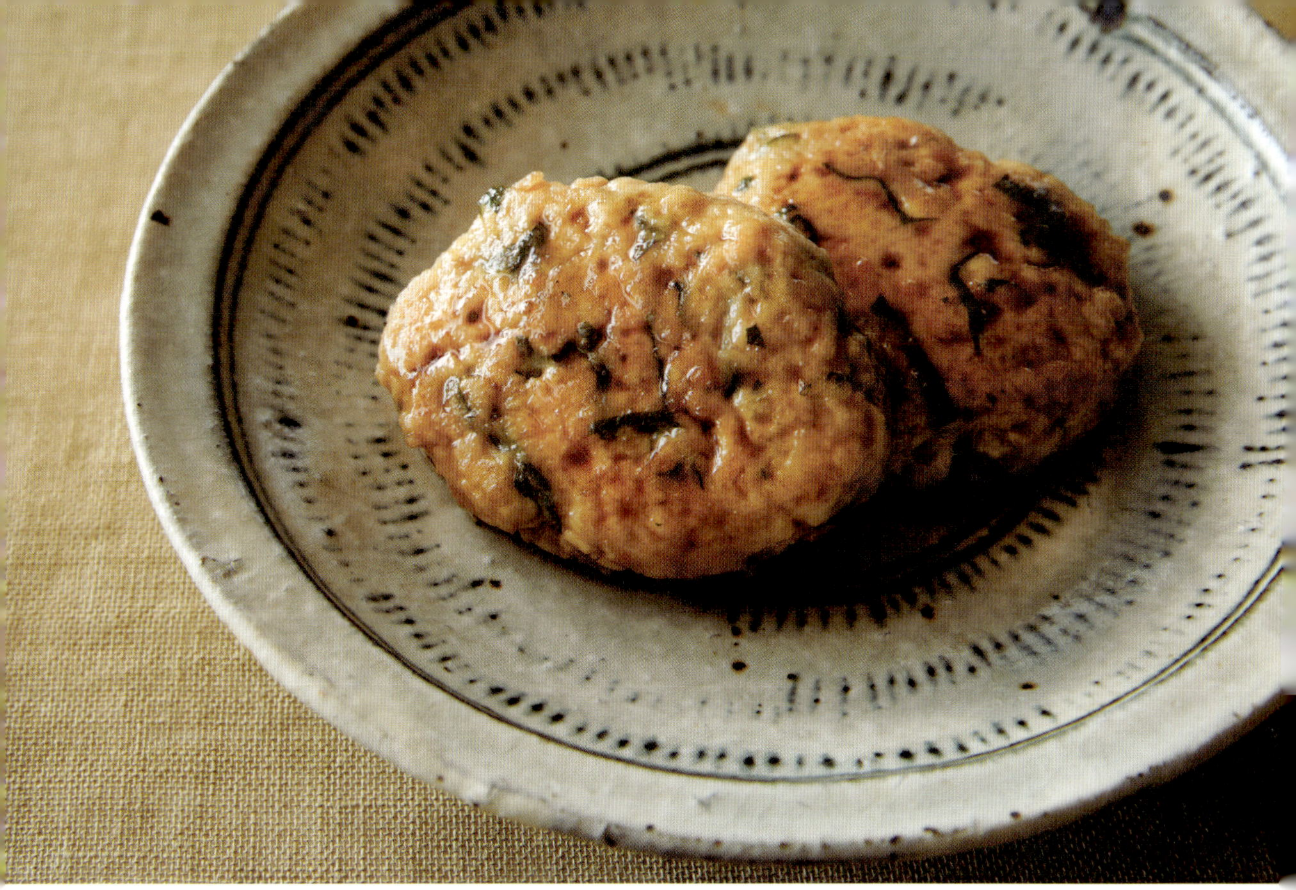

＼やわらかく、飲み込みやすい／ つくねハンバーグ

豆腐を加えることでやわらかく焼き上がります。
しょうがと青じその香味が食欲をそそります。

材料 ［2人分］

鶏胸ひき肉※ …… 100ｇ
絹ごし豆腐 …… 1/2丁（150ｇ）
a
- おろししょうが …… 3ｇ
- 青じそ（細切りにする） …… 1枚
- しょうゆ …… 小さじ1/2
- 酒 …… 小さじ1
- かたくり粉 …… 大さじ1
- 塩・こしょう …… 各少量

サラダ油 …… 小さじ1
b
- しょうゆ・みりん・砂糖 …… 各小さじ2
- 酒 …… 小さじ1

1人分 147kcal　たんぱく質16.3ｇ　食塩相当量1.3ｇ
※さっぱりとしていて食べやすい。鶏胸肉をフードプロセッサーなどで細かくするのもよい。

作り方

1 豆腐は耐熱皿にのせ、ラップをかけずに電子レンジ（600W）で3分加熱する。あら熱がとれたらキッチンペーパーで水けをふきとり、ボールに入れてつぶす。

2 1に鶏ひき肉とaを加えてよく混ぜ、4等分の小判形に整える。

3 フライパンに油を中火で熱し、2を入れて焼き色がついたら裏返し、同様に焼いて中まで火を通す。いったんとり出す。

4 同じフライパンにbを入れて中火で煮立て、30秒ほど煮つめる。火を消して3を戻し入れ、全体にからめる。

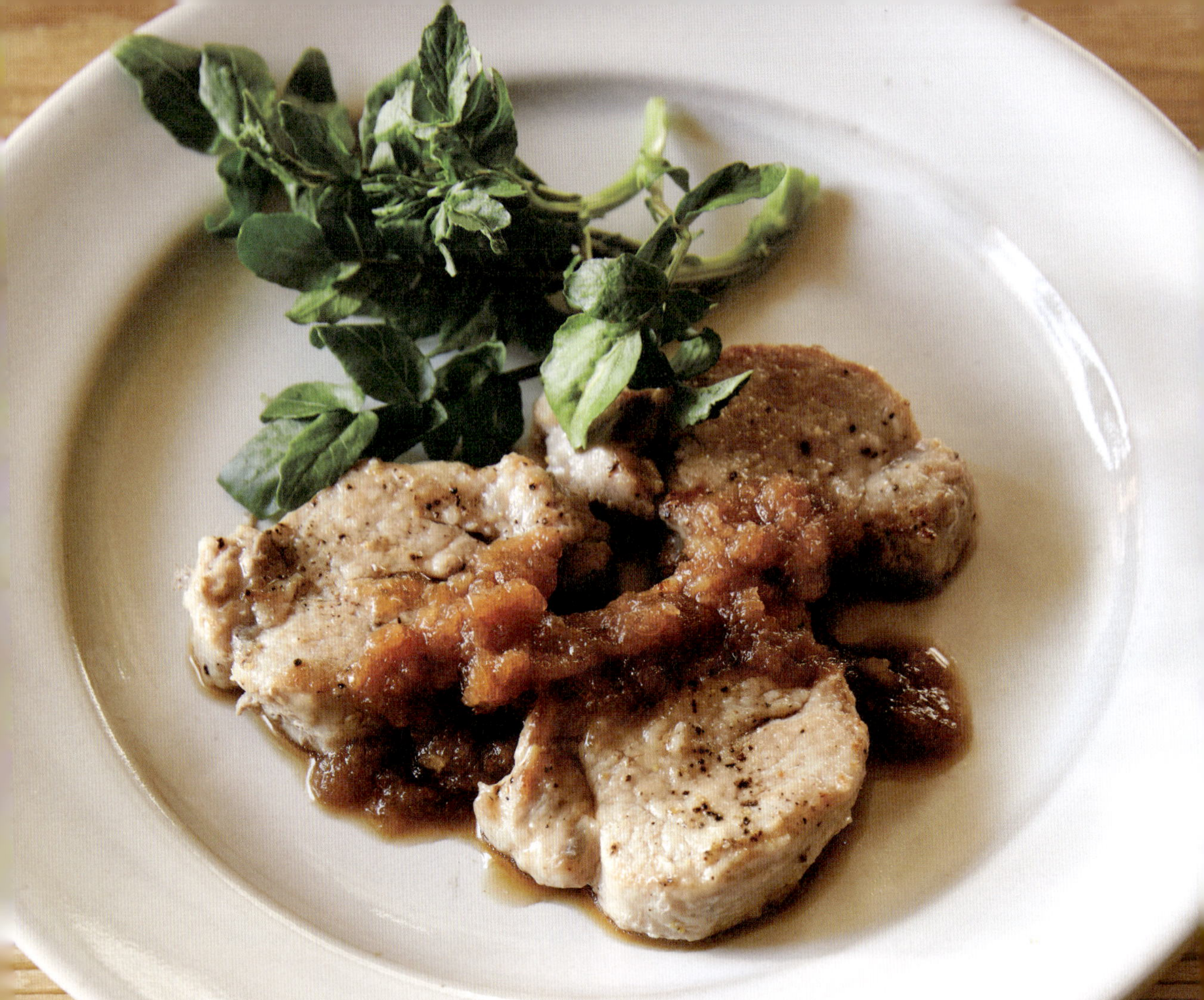

豚ヒレ肉のソテー　シャリアピンソースかけ

高たんぱく質のヒレ肉で。日本生まれのソースは味を濃いめにすると、治療で味が感じにくくなっていても食べやすい。

味がしっかり
感じられる

材料 [2人分]

	豚ヒレ肉	200g
	塩・こしょう	各少量
	小麦粉	小さじ1
	サラダ油	小さじ1/2
a	玉ねぎのすりおろし	1/4個(50g)
a	しょうゆ・砂糖	各大さじ1
a	赤ワイン	大さじ1/2
a	酢	大さじ1/4
a	水	大さじ1/3
	クレソン(あれば)	4枝

1人分 155kcal　たんぱく質23.8g　食塩相当量1.4g

作り方

1 豚肉は2㎝厚さに切る。塩とこしょうをふって下味をつけ、小麦粉をまぶす。

2 フライパンに油を中火で熱し、**1**を入れて焼く。焼き色がついたら裏返し、同様に焼いて中まで火を通し、皿に盛る。

3 なべにaを入れて火にかけ、玉ねぎがしんなりとなるまで煮る(シャリアピンソース)。

4 **2**に**3**をかける。青みにクレソンを添える。

豚肉の冷しゃぶ　梅肉ソースかけ

冷たい料理は香りが立ちにくく、においに敏感になっているときもおすすめ。
貝割れ菜、みょうが、青じそ、梅干しで食欲が増します。

材料［2人分］

豚ロース肉（しゃぶしゃぶ用）……150ｇ
貝割れ菜……10ｇ
みょうが……1/2個
青じそ……2枚
ポン酢しょうゆ（市販品）……大さじ2
みりん……小さじ2
梅干し（塩分8～10％のもの）……2個

1人分 141kcal　たんぱく質18.0ｇ　食塩相当量2.1ｇ

作り方

1 なべに湯を沸かし、豚肉を色が変わるまでゆでる。ざるにあげて湯をきり、さめるまでおく。
2 貝割れ菜は根元を切り除き、長さを半分に切る。みょうがは縦に細切りにし、青じそはせん切りにする。
3 梅干しは種を除いて果肉を包丁でたたき刻む。みりんは耐熱容器に入れ、電子レンジ（600W）で30秒加熱してアルコールをとばす。梅干し、みりん、ポン酢しょうゆを混ぜ合わせる
4 器に1を盛って2をのせる。別器に3を盛り、添える（つけてもかけてもよい）。

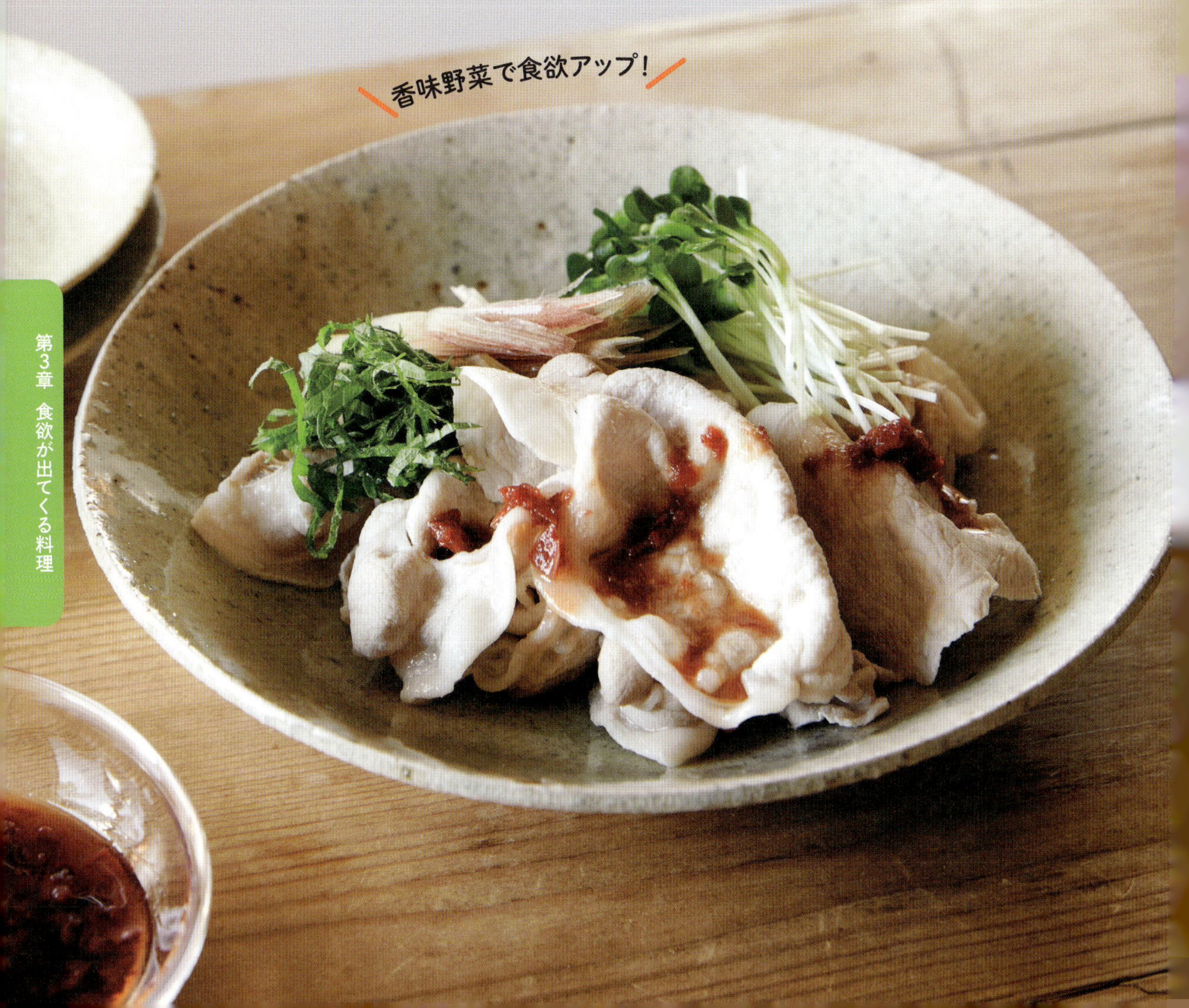

\あっさりと食べられる/ 牛肉うどん

主菜と主食を兼ねる一品。
湯通しした牛肉は脂が落ち、あっさりしたうどんになります。

材料 [2人分]

	冷凍うどん	2玉（400g）
	牛もも薄切り肉	200g
a	水	3カップ
	酒	大さじ1
b	水	2 1/2カップ
	顆粒和風だし	小さじ1
	うす口しょうゆ・みりん	各小さじ2
	小ねぎの小口切り・おろししょうが	各5g

1人分 442kcal　たんぱく質25.3g　食塩相当量2.6g

作り方

1 牛肉は食べやすく切る。なべにaを入れて煮立て、牛肉をさっとゆでてざるにあげ、湯をきる。

2 別のなべにbを入れて煮立てる（つゆ）。

3 うどんは袋の表示に従って温め、器に盛る。2を注ぎ入れ、1をのせて小ねぎを散らし、しょうがを添える。

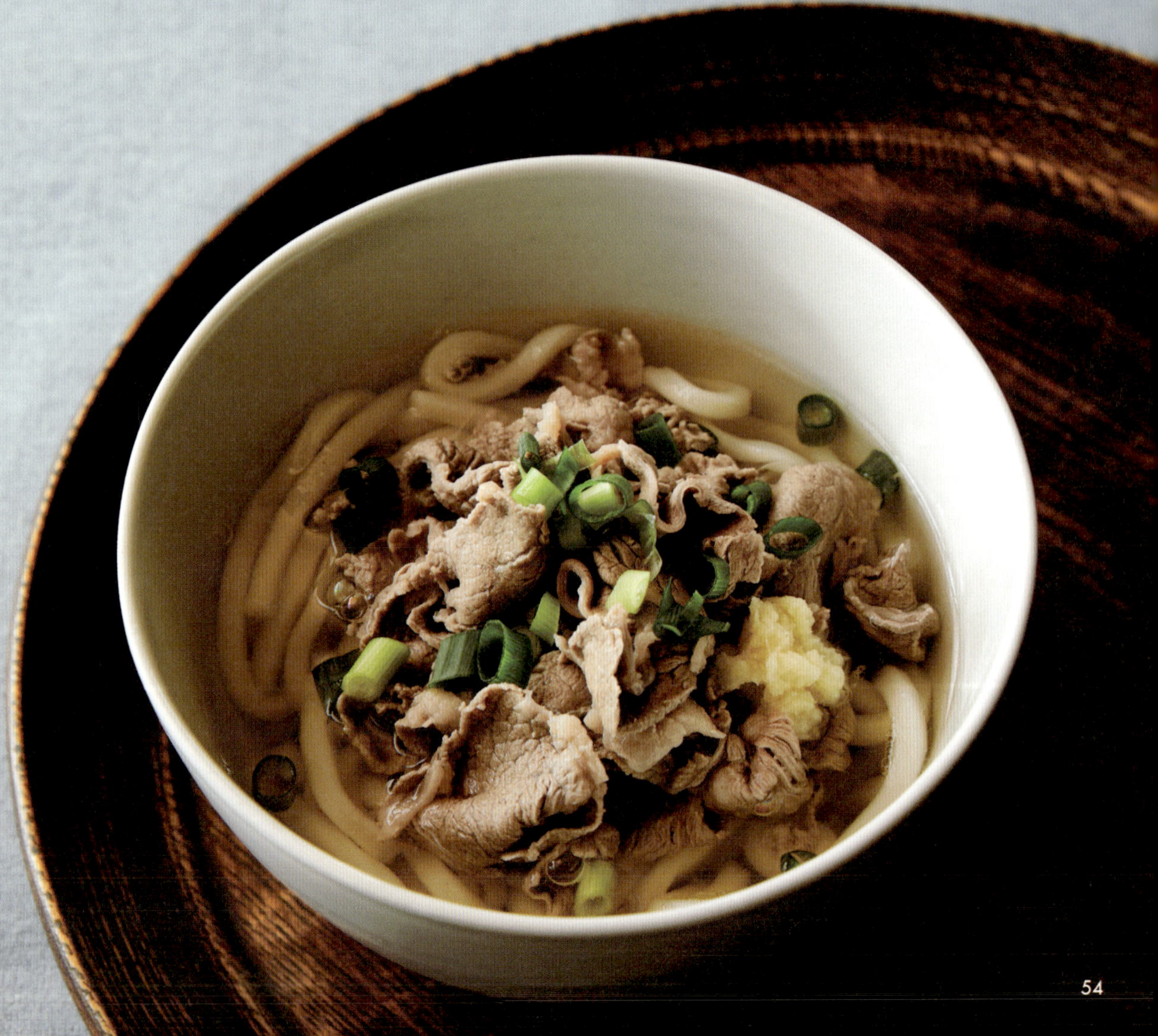

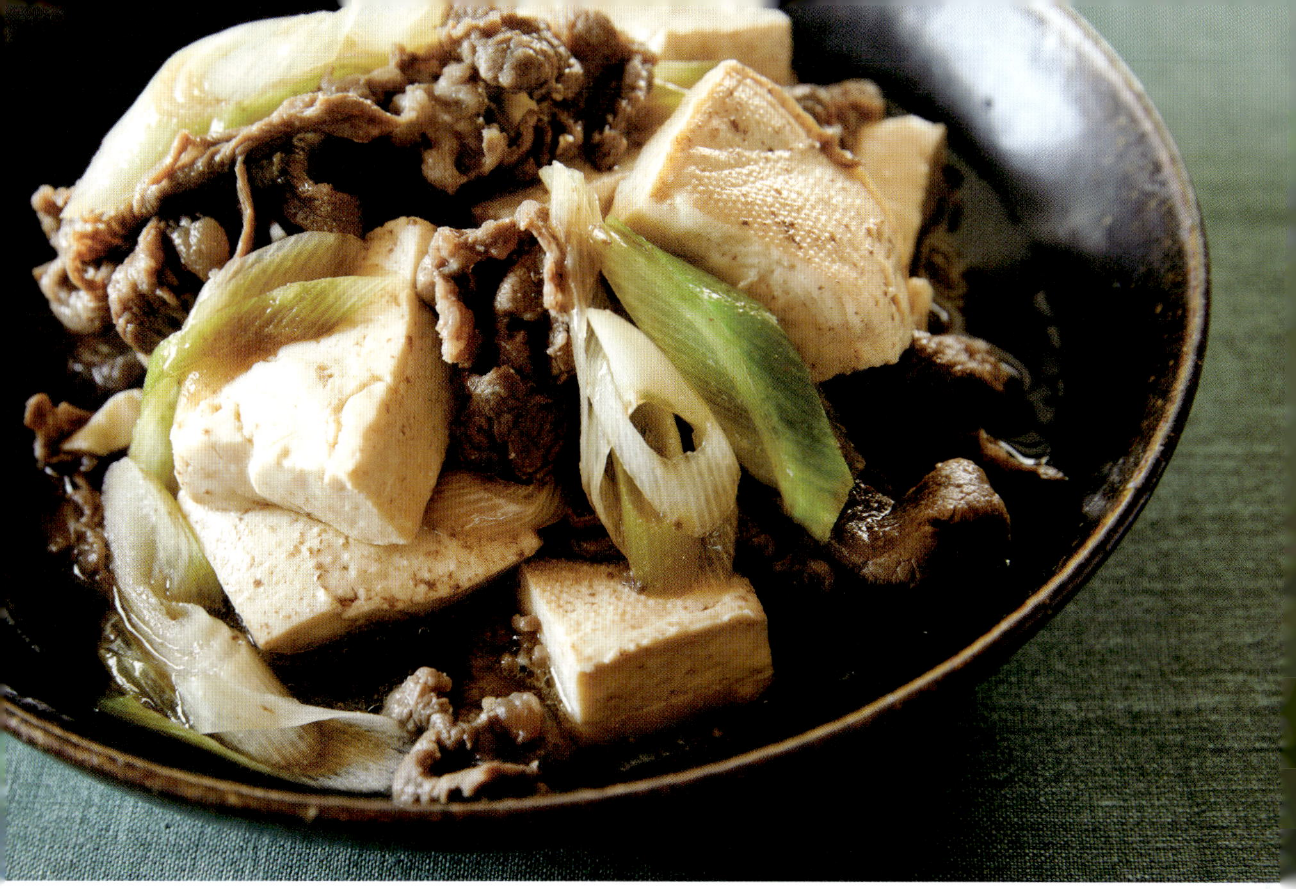

牛肉も豆腐も量が食べられる

肉豆腐

肉は煮るとやわらかくなります。豆腐に肉のうまみがうつる利点もあり。
ごはんによく合う和風味です。

材料 [2人分]

	牛もも薄切り肉	200ｇ
	もめん豆腐	1丁(300ｇ)
	ねぎ	1/4本
	サラダ油	大さじ1/2
a	水	3/4カップ
	しょうゆ・みりん	各大さじ1 1/2
	砂糖・酒	各大さじ1
	顆粒和風だし	小さじ1

1人分 437kcal　たんぱく質30.5ｇ　食塩相当量2.9ｇ

作り方

1 牛肉は食べやすく切る。

2 豆腐は厚みを半分に切り、さらに長辺を３等分、短辺を２等分にする。

3 ねぎは１〜1.5㎝幅の斜め切りにする。

4 aは混ぜ合わせる。

5 なべに油を中火で熱し、1をいためる。肉の色が変わったら4と3を加えて煮立てる。

6 2を加え、落としぶたをして弱めの中火で５分ほど煮る。

さめてもやわらかく、
味も◎!

タンドリーチキン

プレーンヨーグルトの働きで肉がしっとりとやわらかに。
ほどよいカレー味が食欲増進のカギです。

材料 [2人分]

鶏もも肉 …… 1枚(160g)

a
- トマトケチャップ …… 大さじ1
- プレーンヨーグルト …… 大さじ1 1/2
- カレー粉 …… 小さじ1/2(1g)
- おろししょうが …… 少量(0.5g)
- こしょう …… 少量

サラダ油 …… 小さじ1
サニーレタス …… 2枚
レモンのくし形切り …… 2切れ

1人分 192kcal　たんぱく質13.9g　食塩相当量 0.5g

作り方

1 鶏肉は味がしみ込みやすいように、皮側をフォークで刺す。

2 ポリ袋にaの材料を入れて混ぜ、1を入れて袋の外から軽くもむ。袋の口を閉じ、冷蔵庫に30分以上おく。

3 フライパンに油を中火で熱し、2を皮側から入れてカリッと焼き色がつくまで焼く。裏返してふたをし、火を弱めて焼き、火を通す。

4 器にレタスを敷き、3を食べやすい大きさに切って盛り、レモンを添える。

身近な材料で
本格的な味に

ハヤシライス

牛赤身肉でたんぱく質も鉄も補給。きのこは好みで種類をかえると"味変"になります。
最後にバターを加えて風味よく。

材料 [2人分]

牛もも薄切り肉 …… 200g
玉ねぎ …… 1個(200g)
マッシュルーム …… 50g
サラダ油 …… 大さじ2/3
ウスターソース …… 大さじ3
小麦粉 …… 大さじ1
トマトケチャップ …… 大さじ3
水 …… 1カップ
塩・こしょう …… 各少量
バター …… 10g
パセリのみじん切り …… 少量
温かいごはん …… 300g

1人分 640kcal　たんぱく質26.1g　食塩相当量3.4g

作り方

1 牛肉は2～3cm幅に切る。玉ねぎとマッシュルームはそれぞれ薄切りにする。

2 なべに油を中火で熱し、玉ねぎを透明になるまでいためる。牛肉とマッシュルームを加えていため合わせる。

3 肉の色が変わったらウスターソースを加えていため、全体になじんだら小麦粉をふり入れてさっといため、トマトケチャップ、水を加え、全体にとろみがつくまでいため煮にする。

4 塩とこしょうで味をととのえ、仕上げにバターを加えて混ぜる。

5 器にごはんを盛って4をかけ、パセリを散らす。

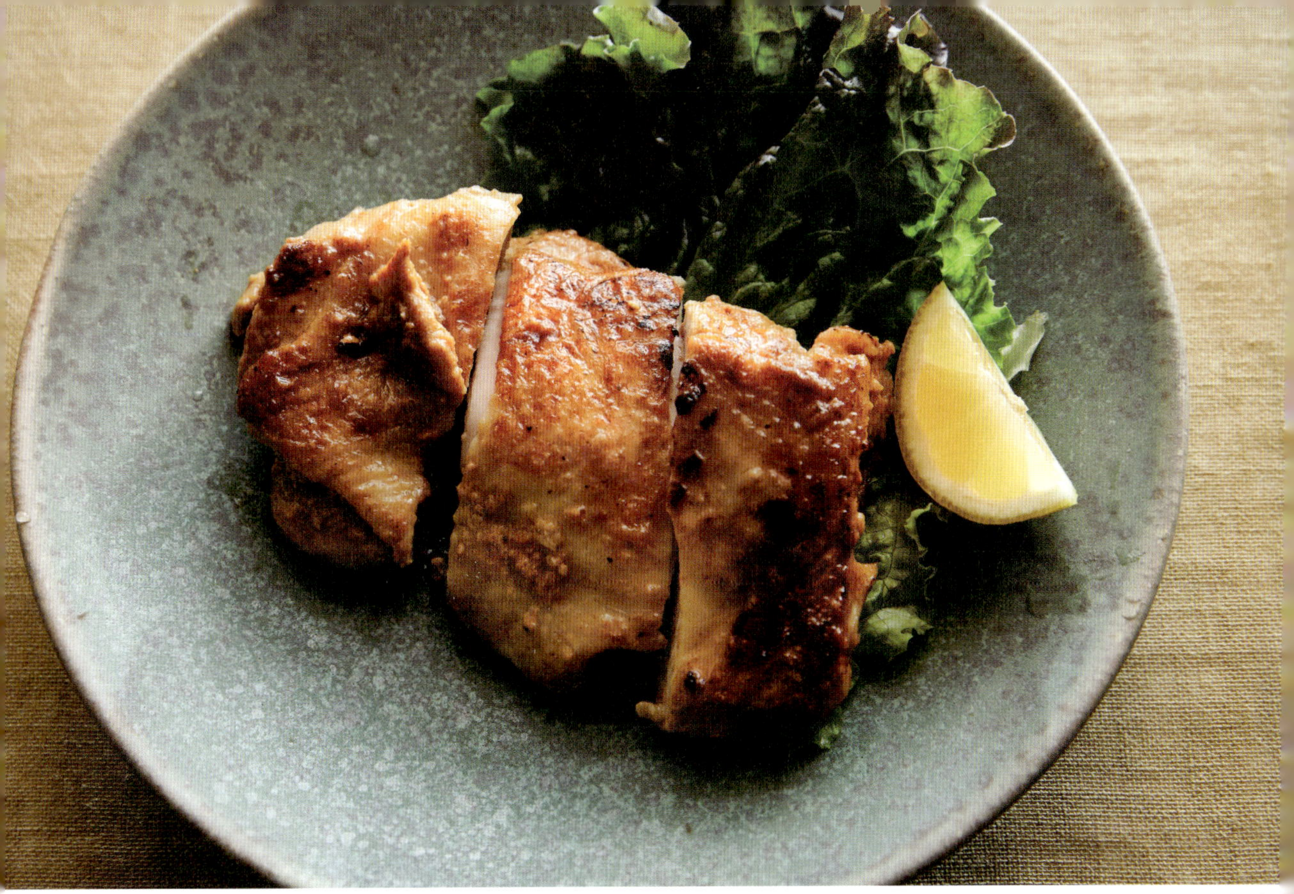

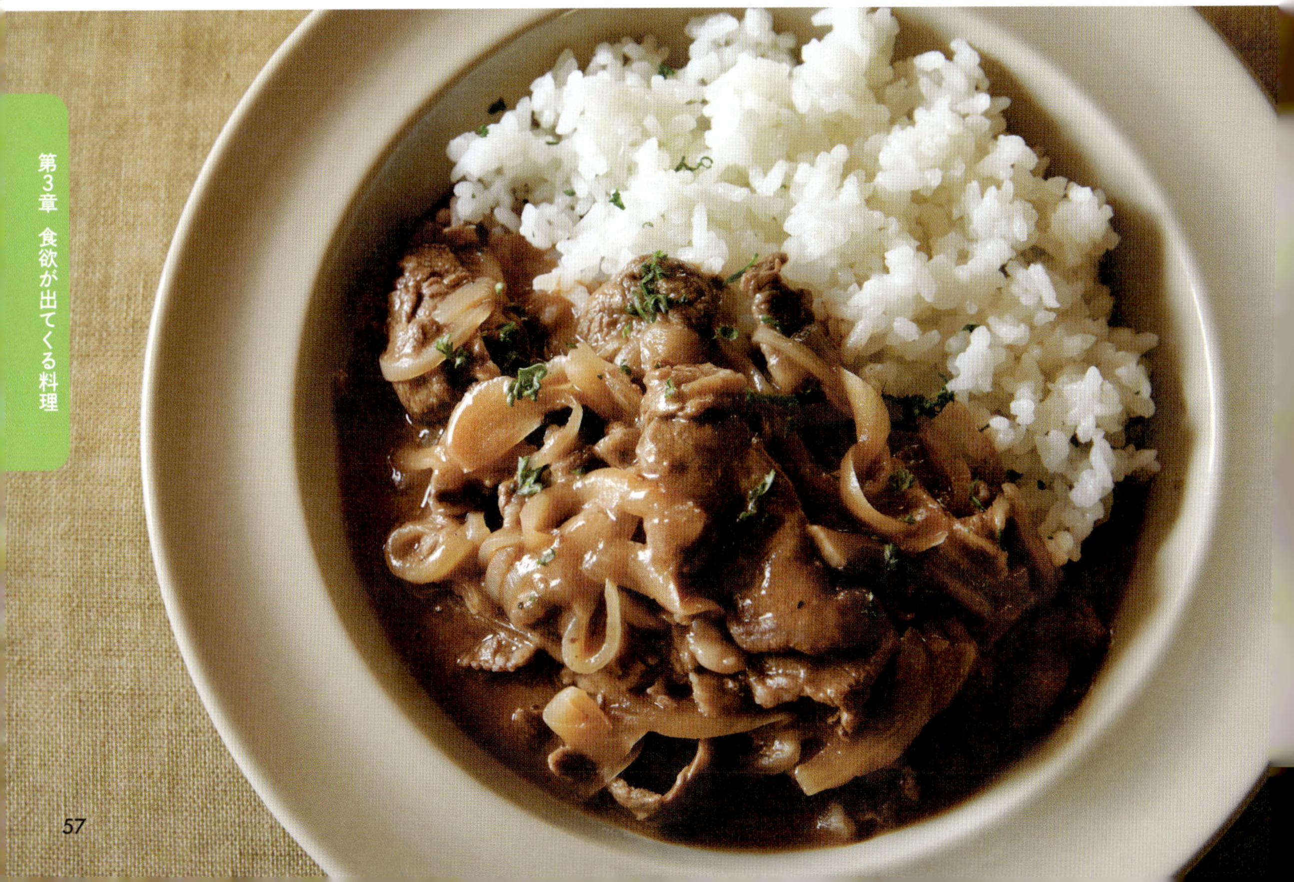

タイめし

そのまま食べてもよし、薬味を添えてもよし、
だしをかけてお茶漬け風にしてもよし。

材料［2人分×2回］

	米	2合(300ｇ)
	マダイ	1切れ(80ｇ)
a	顆粒和風だし	小さじ1
	うす口しょうゆ・酒・みりん	各大さじ1
	塩	小さじ1/2
	いり白ごま・三つ葉	各少量

1人分 311kcal　たんぱく質8.9ｇ　食塩相当量1.9ｇ

作り方

1 米は洗い、ざるにあげて水けをきる。

2 炊飯器の内釜に米とaを入れ、2合の目盛りまで水を加える。タイをのせ、普通に炊く。

3 ふたを開け、タイの身をほぐして皮や小骨を除き、全体をさっくりと混ぜる。

4 器に盛ってごまをふり、2㎝長さに切った三つ葉を飾る。

毎日食べたい パサパサしない 魚料理

魚には、炎症をおさえるなど
健康によいとされるＥＰＡやＤＨＡなどの
油が含まれます。肉に偏ることなく、
魚も半々くらいの割合でとることが
おすすめです。

＼酸味で味わいが深まります／

タラのケチャップ野菜あんかけ

やわらかな食感のタラのムニエルに、トマトケチャップの
ほどよい酸味をきかせたあんをかけます。

材料［2人分］

	生ダラ	2切れ(160g)
	塩・こしょう	各少量
	小麦粉	小さじ2
	玉ねぎ	1/4個(50ｇ)
	ピーマン	1/2個(25ｇ)
	にんじん	1/4本(25ｇ)
	サラダ油	小さじ1 1/2
a	トマトケチャップ・水	各大さじ4
	白ワイン	小さじ1
	かたくり粉	小さじ1/2
	顆粒ブイヨン	小さじ1/4

1人分 159kcal　たんぱく質15.4ｇ　食塩相当量1.6ｇ

作り方

1 タラは塩とこしょうをふり、小麦粉をまぶしつける。

2 玉ねぎは繊維に沿って薄切りにする。ピーマンとにんじんはそれぞれせん切りにする。

3 aは混ぜ合わせる。

4 フライパンに油小さじ1を中火で熱し、1を入れてふたをし、焼き色がつくまで焼く。裏返して同様に焼いて中まで火を通す。器に盛る。

5 同じフライパンに残りの油を中火で熱し、2をいためる。しんなりとなったら3をまわし入れ、とろみがついたら4のタラにかける。

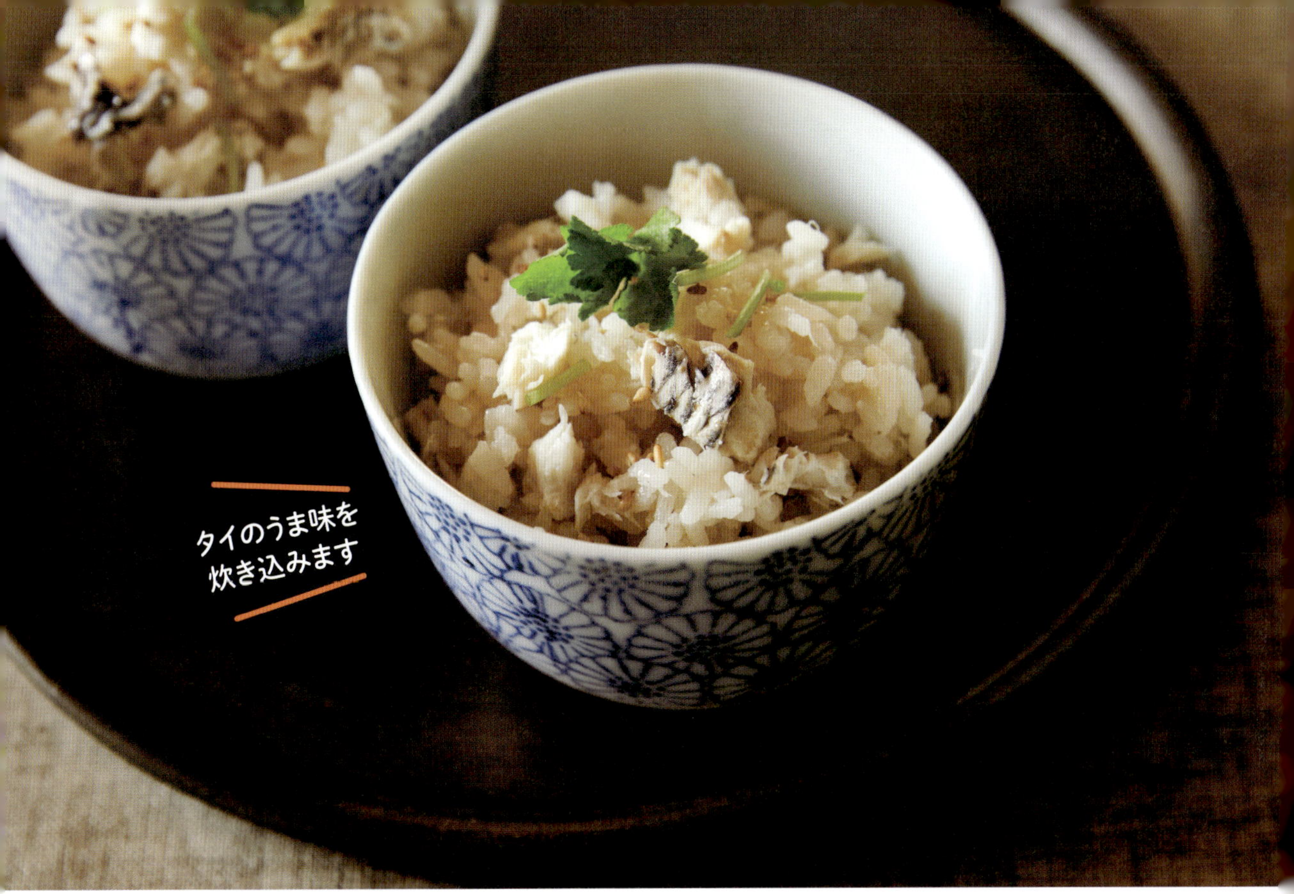
タイのうま味を
炊き込みます

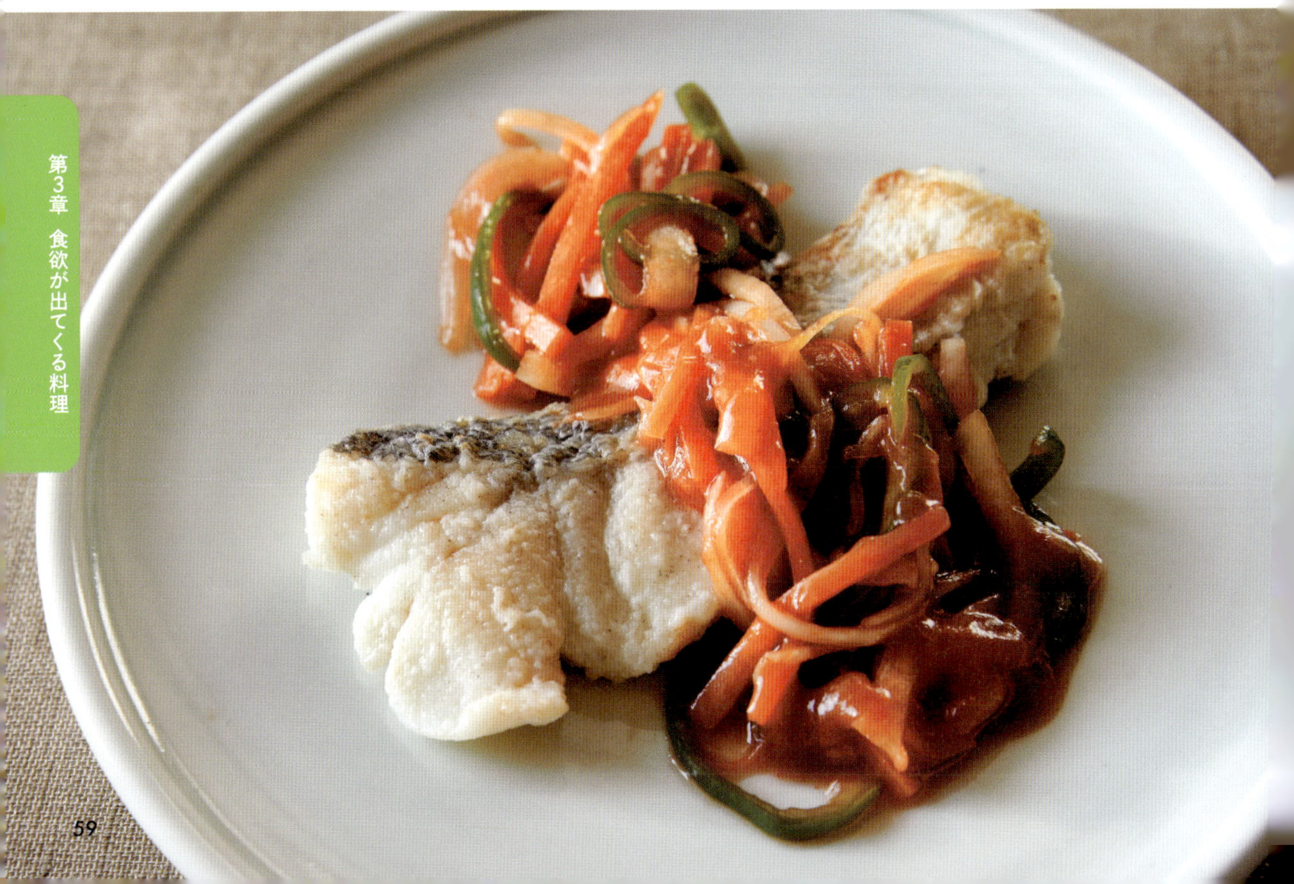

メカジキの野菜マリネかけ

照り焼き味のメカジキに野菜のマリネをかけた、和洋折衷の一品。
さっぱりと食べられて、エネルギーもとれます。

材料［2人分］

メカジキ		160 g
a	しょうゆ・みりん	各小さじ2
	酒	小さじ1/2
サラダ油		小さじ1
玉ねぎ		1/4個（50 g）
ピーマン		1/2個（25 g）
にんじん		1/4本（25 g）
きゅうり		1/4本（25 g）
b	酢	大さじ1 1/3
	しょうゆ・砂糖	各小さじ2
	サラダ油	小さじ1

1人分 211kcal　たんぱく質16.9 g　食塩相当量1.9 g

作り方

1 メカジキにaを混ぜ合わせてからめ、冷蔵庫に30分ほどおいて味をなじませる。

2 玉ねぎは繊維に沿って薄切りにする。ピーマン、にんじん、きゅうりはそれぞれせん切りにする。ボールに合わせ、混ぜ合わせたbを加え混ぜ、冷蔵庫に30分ほどおく。

3 フライパンに油を中火で熱し、1を入れてふたをし、焼き色がつくまで焼く。裏返して同様に焼き、中まで火を通す。器に盛る。

4 2をマリネ液ごと3のメカジキにかける。

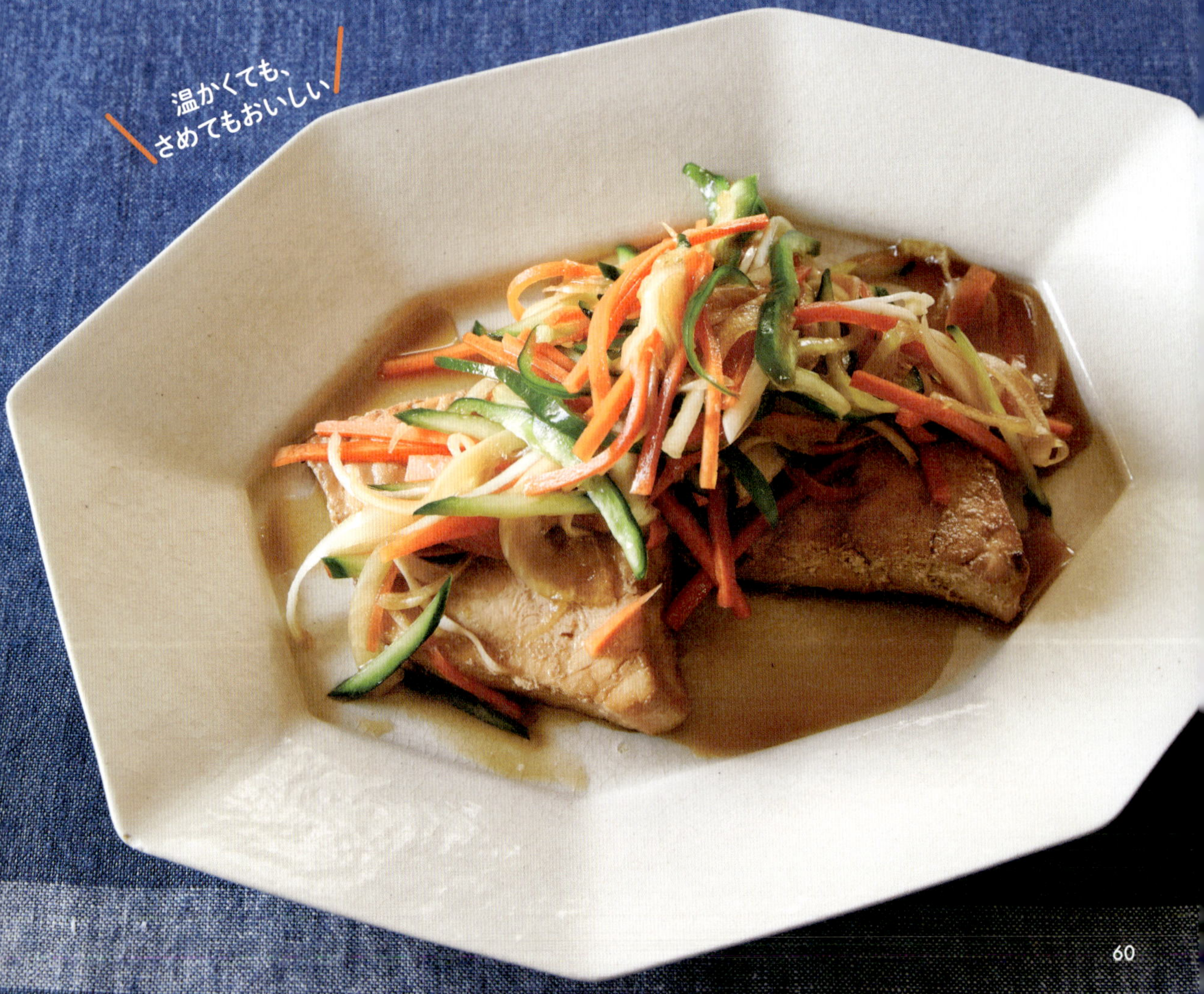

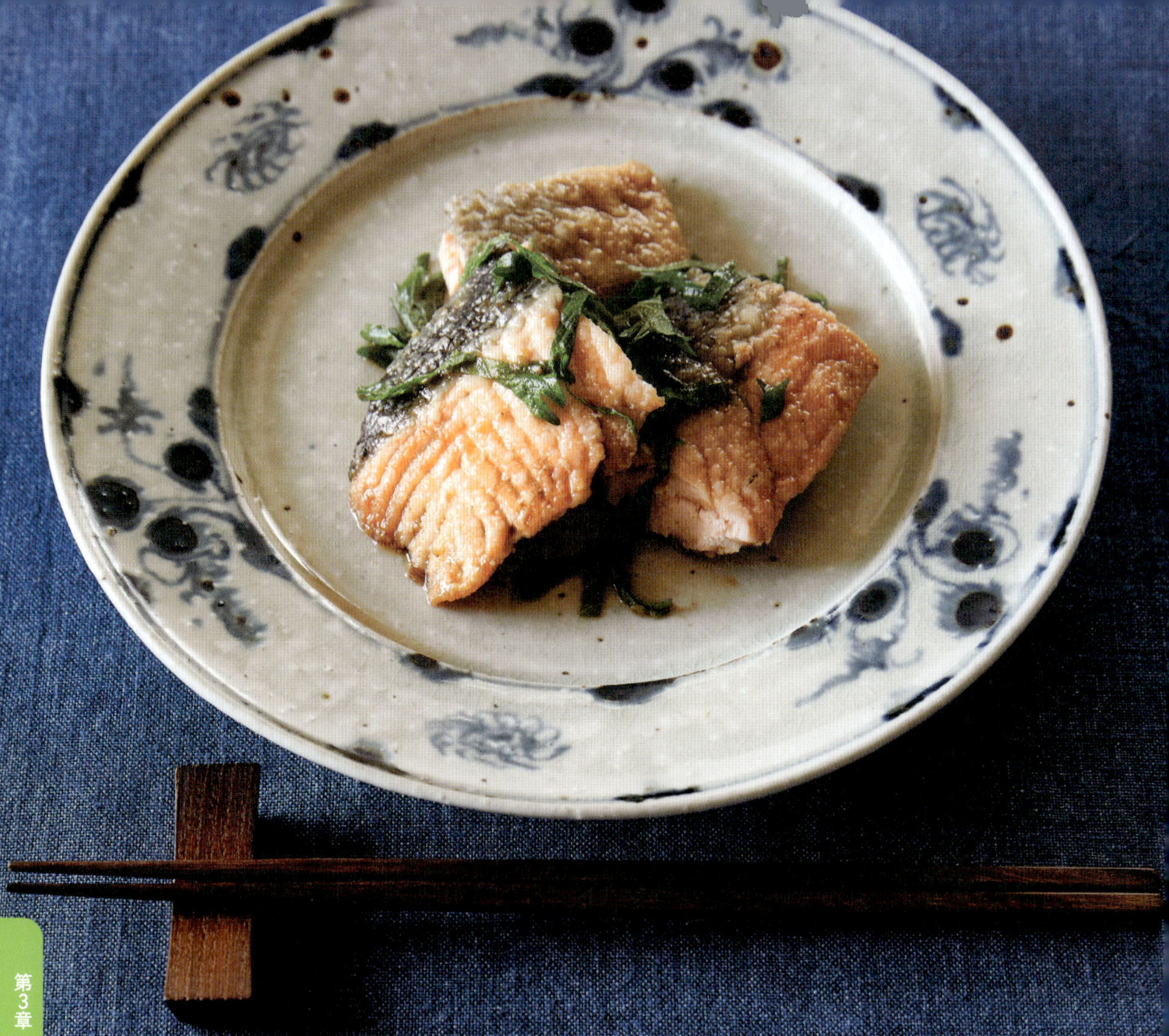

豊かな香味が
食欲をそそります

サケのごま風味づけ

青じそやごまの香味をきかせた調味液に、
焼きたてのサケをからめて味をしみ込ませます。

材料 [2人分]

生ザケ……2切れ(160g)
小麦粉……小さじ2
サラダ油……小さじ1
a 青じそ……2枚
　しょうゆ・酢……各小さじ2
　砂糖……小さじ1
　すり白ごま……小さじ1/2

1人分 149kcal　たんぱく質18.9g　食塩相当量1.0g

作り方

1 青じそは細く切る。バットなどに入れ、aのそのほかの材料を混ぜ合わせる。

2 サケは3等分に切ってキッチンペーパーで表面の汁けをふきとり、小麦粉をまぶしつける。

3 フライパンに油を中火で熱し、2を入れてふたをし、焼き色がつくまで焼く。裏返して同様に焼き、中まで火を通す。

4 サケが熱いうちに1に入れてからめ、さめるまでおいて味をなじませる。

魚の缶詰めで手軽に

＼サバ水煮缶を利用して手軽に／

サバの竜田揚げ

サバは缶詰めにもＥＰＡやＤＨＡが多く含まれます。
かたくり粉をまぶすとサクサクに揚がります

材料 [2人分]

サバ(水煮缶詰め) 300ｇ
塩・こしょう 各少量
かたくり粉 大さじ3
揚げ油
レモンのくし形切り(あれば) 1切れ
1人分 440kcal　たんぱく質31.4ｇ　食塩相当量1.4ｇ

作り方

1 サバは缶汁をきり、キッチンペーパーで汁けをふきとる。塩とこしょうをふり、かたくり粉をまぶしつける。

2 小さめのフライパンに油を2㎝深さに入れて中火で熱し、1を入れてカリッとなるまで揚げ焼きにし、裏返して同様に揚げ焼きにする。

3 油をきって器に盛り、レモンを添える。

＼イワシ缶とトマト缶でスピードメニュー／

イワシのトマト煮

魚のにおいが気になるときも、缶詰めなら食べやすい。
味がついているので、そのまま野菜といっしょに煮込んでOK。

材料 [2人分]

イワシ(水煮缶詰め) 200ｇ
キャベツ 100ｇ
玉ねぎ 1/4個(50ｇ)
カットトマト缶詰め 1/2缶(200ｇ)
a しょうゆ 小さじ1
　顆粒ブイヨン 小さじ1/2
　塩・こしょう 各少量
パセリのみじん切り(あれば) 少量
1人分 212kcal　たんぱく質22.8ｇ　食塩相当量1.6ｇ

作り方

1 キャベツは1㎝幅に切り、玉ねぎは繊維に沿って薄切りにする。

2 フライパンに1とトマト缶、aを入れて中火にかけ、かき混ぜながら煮立てる。ふたをし、5分ほど煮る。

3 イワシを缶汁をきって加え混ぜ、2分ほど煮る。

4 器に盛り、パセリをふる。

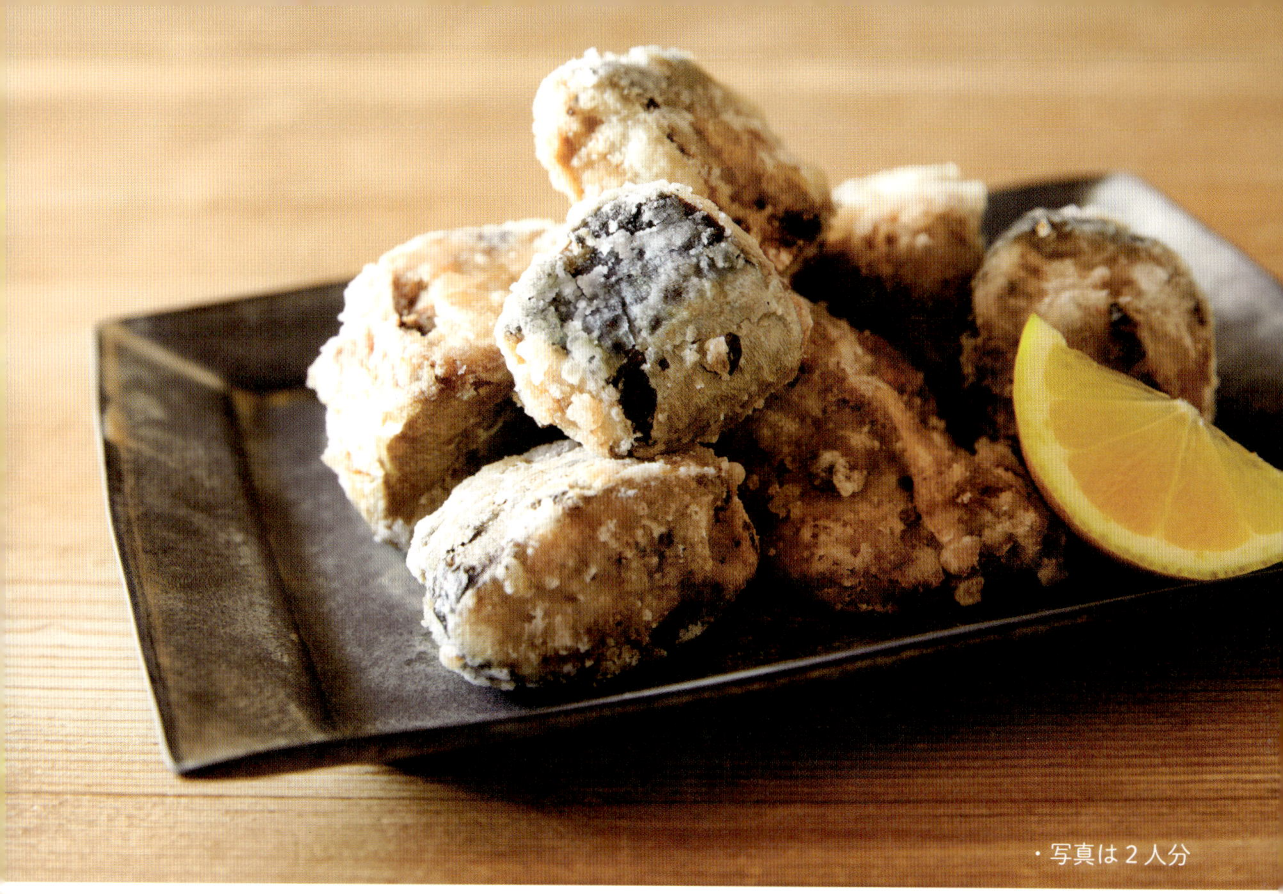

・写真は２人分

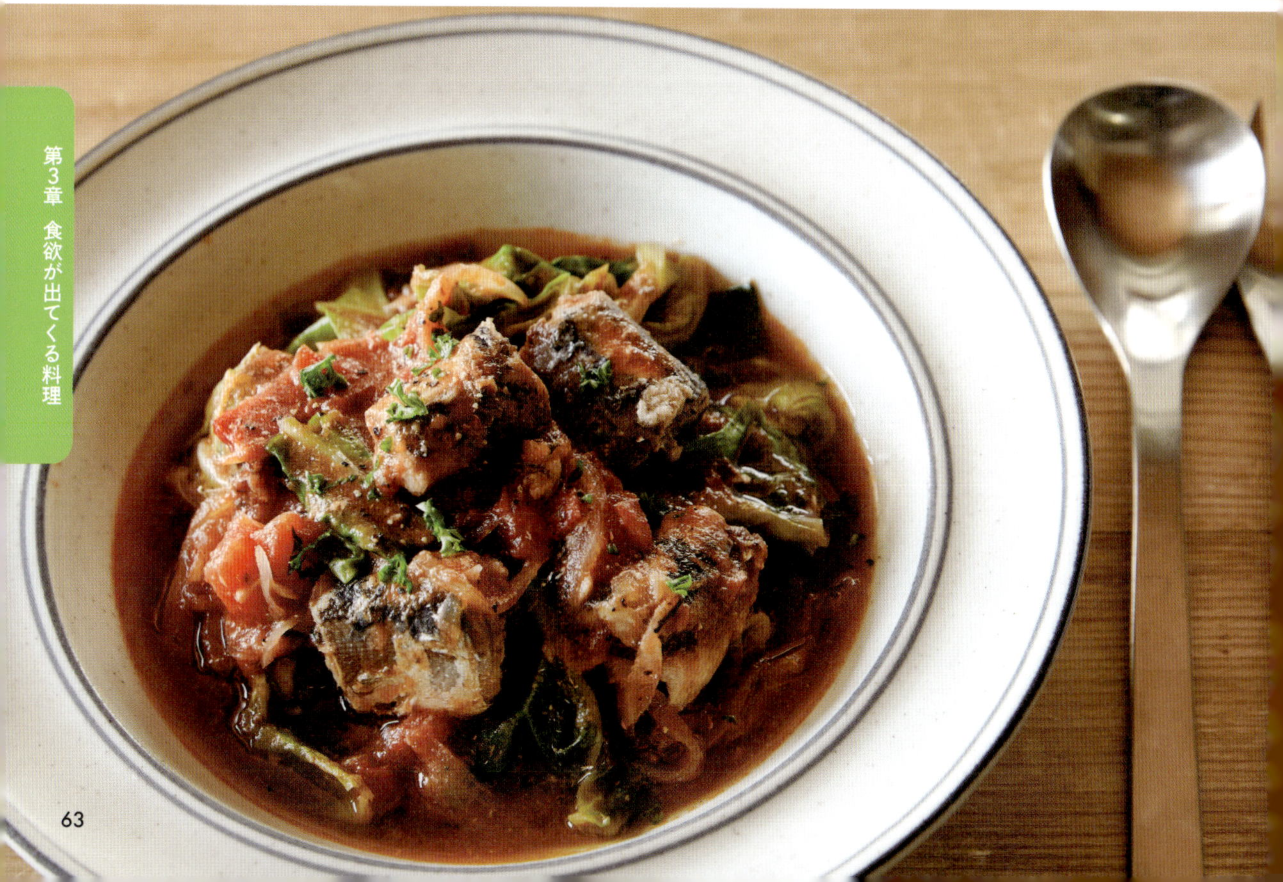

レパートリーを広げたい卵料理

さまざまな栄養素をバランスよく含む卵。
火の通りが早く、カラフルで、
ゆで卵、目玉焼き、卵焼きとさまざまに
変化するのも魅力です。

彩りも香りも豊か

卵豆腐のお吸い物

市販の卵豆腐は便利なたんぱく質食品。
汁物に仕立て、食欲がないときも食べやすく。

材料［2人分］

卵豆腐（市販品）…… 2パック（130ｇ）
カニ風味かまぼこ …… 2本（14ｇ）
a 水 …… 1 1/2カップ
a 顆粒和風だし …… 小さじ1
a うす口しょうゆ …… 小さじ1/2
三つ葉（食べやすく切る）…… 4ｇ

１人分 60kcal　たんぱく質5.6ｇ　食塩相当量1.7ｇ

作り方

1 卵豆腐は３㎝のさいの目に切って器に盛り、カニかまをほぐしてのせる。
2 なべにaを入れて中火にかけ、煮立ったら1に注ぎ入れる。三つ葉をあしらう。

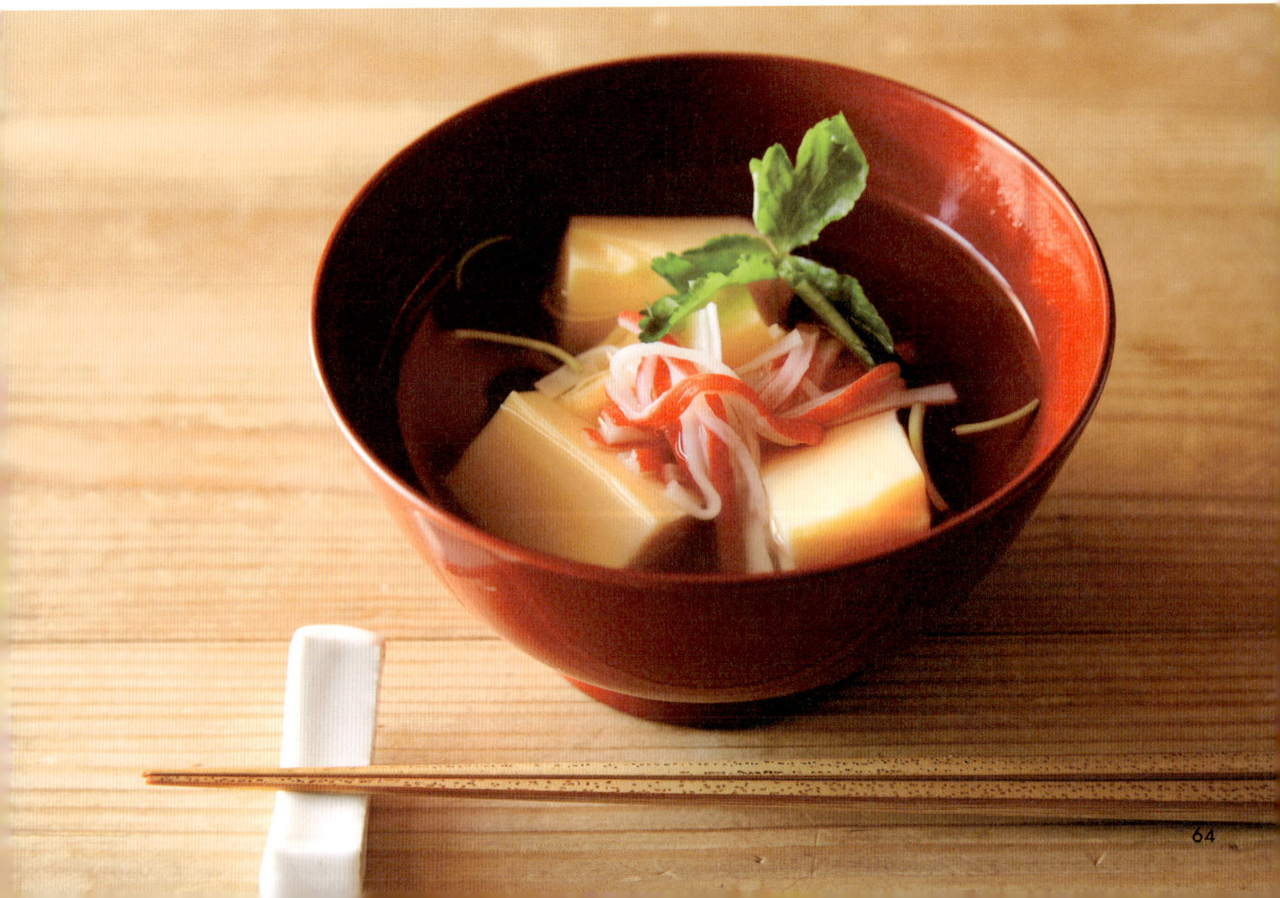

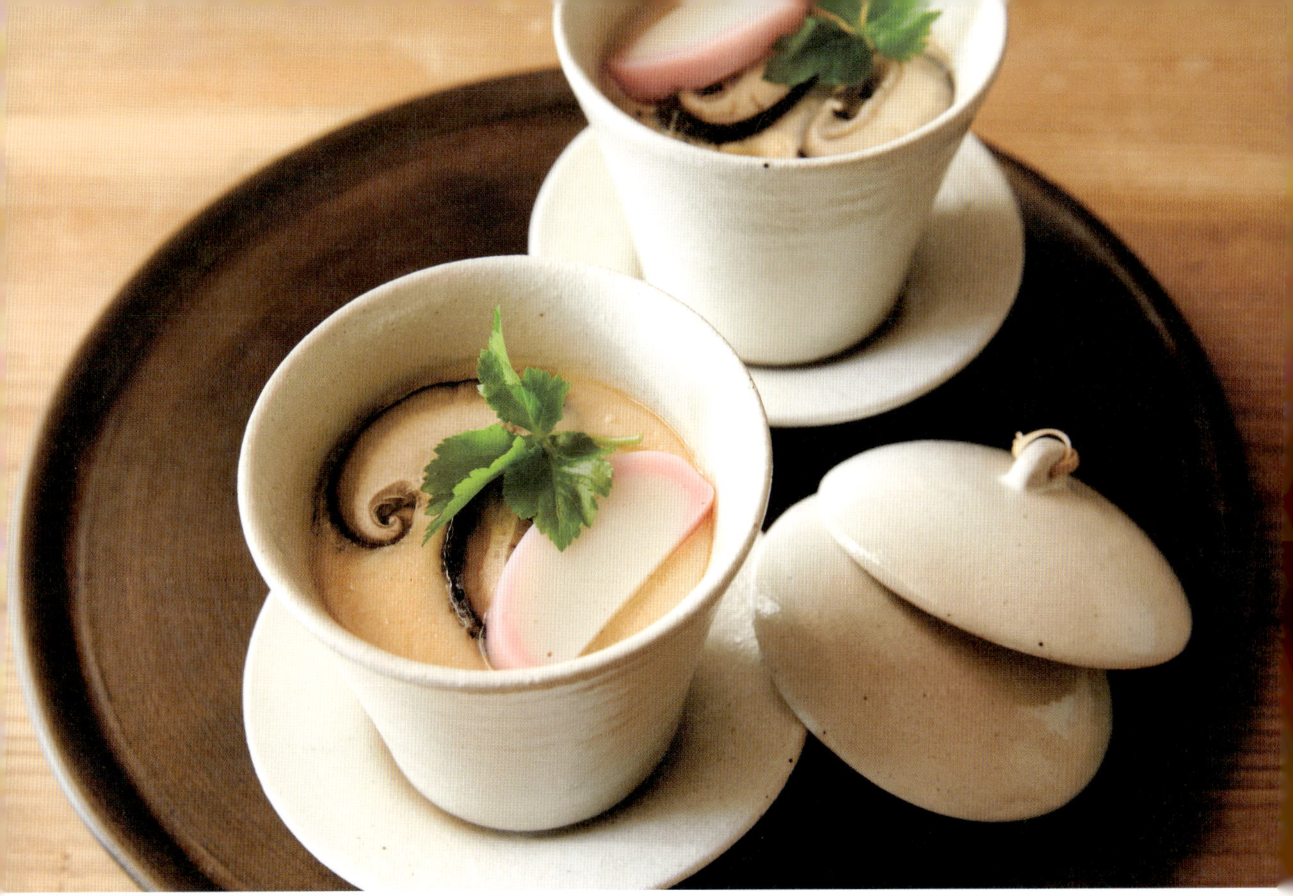

顆粒だしで手軽に 茶わん蒸し

のど越しよく、食べやすい。
蒸したての温かいのも、冷やして食べるのも美味。

材料［4個分］

卵		2個
a	水	1 1/2カップ
	顆粒和風だし	小さじ2/3
	しょうゆ	小さじ2
	塩	ミニスプーン1
鶏もも肉		20g
生しいたけ		1枚
かまぼこ		5㎜厚さ4枚（20g）
三つ葉（食べやすく切る）		4g

1個分 54kcal たんぱく質5.0g 食塩相当量1.1g

作り方

1 ボールに卵を割り入れてよくときほぐし、aを加えてむらなく混ぜる。

2 鶏肉は一口大に切る。しいたけは石づきを除き、8枚の薄切りにする。

3 蒸し茶わん4個に2を等分に入れ、1を等分に注ぎ入れる。

4 蒸気の上がった蒸し器に入れ、ふたをして強火で3分、火を弱めて10分蒸す。

5 かまぼこと三つ葉をのせる。

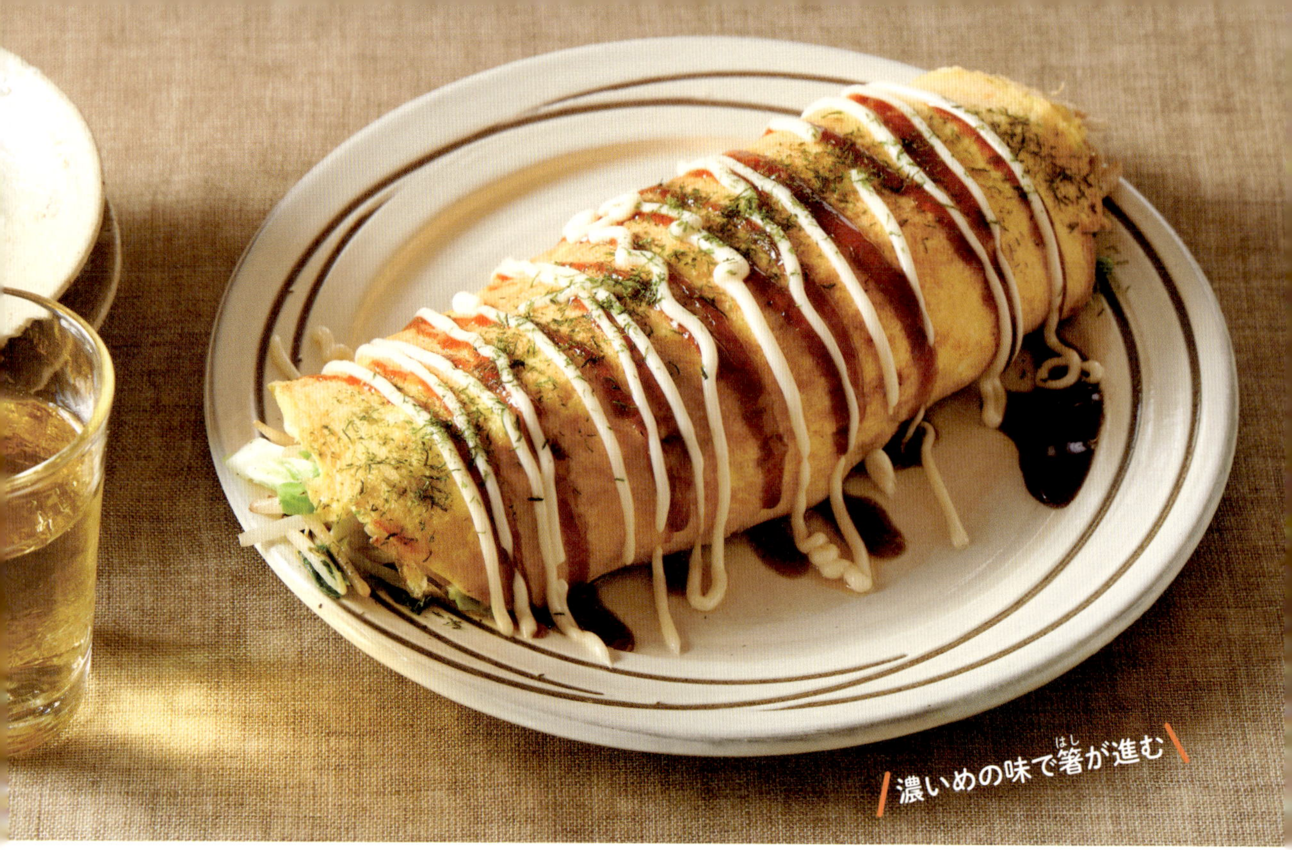

・写真は2人分

とん平焼き

たっぷりの豚肉と野菜を卵ベースの生地に包む、
大阪生まれの人気料理。
小腹がすいたときの軽食にもおすすめです。

材料［2人分］

豚もも薄切り肉……120g
キャベツ……100g
もやし……50g
塩・こしょう……各少量
｜卵……3個
｜かたくり粉・水……各大さじ1/2
サラダ油……小さじ2
中濃ソース・マヨネーズ・青のり……各適量
1人分 327kcal　たんぱく質23.2g　食塩相当量0.8g

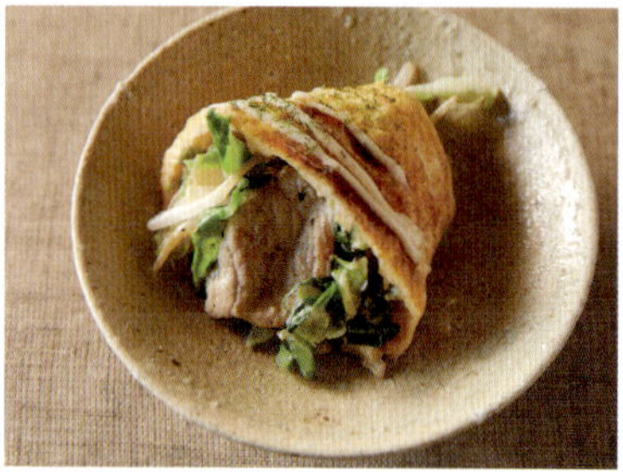

作り方

1 豚肉は一口大に切る。キャベツは5㎜幅のせん切りする。

2 ボールに卵を割りほぐし、水どきかたくり粉を加え混ぜる。

3 フライパンに油小さじ1を中火で熱し、豚肉をいためる。肉の色が変わったらキャベツともやしを加え、強火にして1分ほどいためる。塩とこしょうで調味し、いったんとり出す。

4 フライパンのよごれをさっとふきとり、残りの油を中火で熱する。2を流し入れ、かき混ぜながら加熱し、半熟状になったらフライパン全体に広げて中央に3をのせる。卵の両端を中央に折りたたむ。

5 折りたたんだ面が下になるように器に盛りつける。中濃ソース、マヨネーズ、青のりをかける。

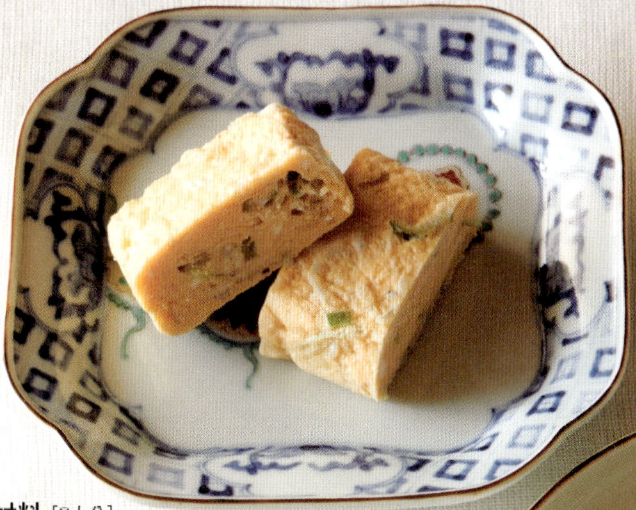

食べやすい具を
組み合わせて

卵焼き3種

甘い卵焼きも美味ですが、
だしじょうゆ味もおいしい。
3種の具で味の変化を楽しみます。

A シラス干し＆ねぎ
1人分 101kcal　たんぱく質7.2g
食塩相当量0.8g

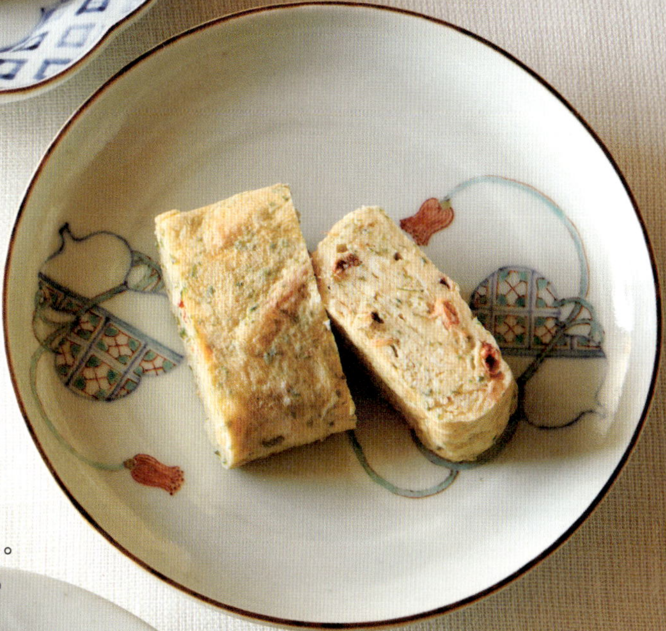

材料［2人分］

	卵	2個
a	水	大さじ3
	顆粒和風だし・しょうゆ	各小さじ1/2
	サラダ油	小さじ1
A	シラス干し・ねぎの小口切り	各10g
B	サクラエビ	5g
	青のり	1g
C	カニ風味かまぼこ(ほぐす)	2本(14g)
	とろけるチーズ	10g

作り方

1 ボールに卵を割りほぐし、aを加え混ぜる。A、B、Cのいずれか好みの具を加え混ぜる。

2 卵焼き器に油を強火で熱し、1を1/3量ずつ流し入れ、巻きながら焼く※。食べやすく切って器に盛る。

B 青のり＆サクラエビ
1人分 104kcal　たんぱく質8.2g
食塩相当量0.8g

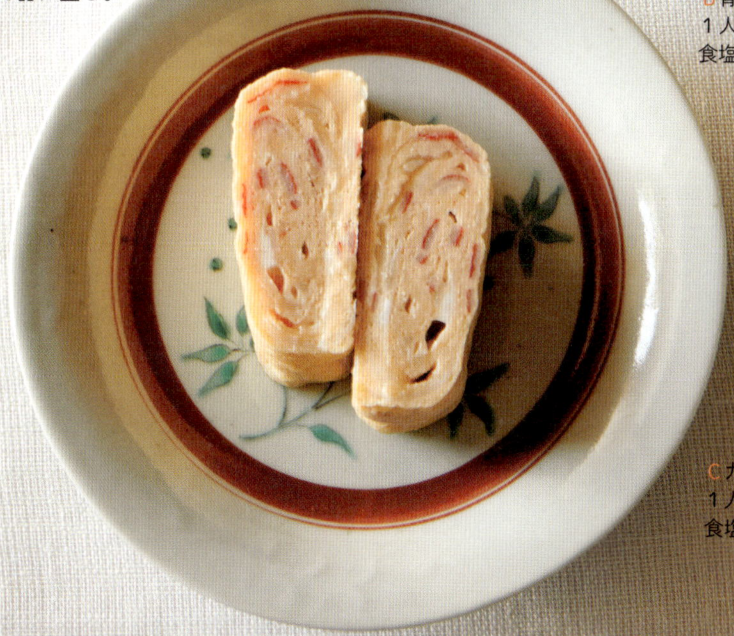

※卵焼きの焼き方

卵液の1/3量を流し入れ、表面が半熟状になったら向こう側から手前にくるくると巻いて向こう側に寄せ、残りの半量の卵液を流し入れる。卵焼き器を傾け、巻いた卵焼きの下にも卵液が入るようにし、向こう側から手前に巻く。残りの卵液を流し入れ、同様に焼いて巻く。

C カニかま＆チーズ
1人分 118kcal　たんぱく質8.4g
食塩相当量1.0g

栄養アップの 大豆・大豆製品 料理

低脂肪で高たんぱく質、
ビタミンやミネラルも含む大豆・大豆製品。
淡泊な味わいで、
幅広い料理になじむのも利点です。

\あっさりとした酢豚風/

厚揚げの甘酢いため

厚揚げは水きり不要で料理に使いやすい。
ほのかな甘酢味とごま油の香味で食が進みます。

材料 ［2人分］

	厚揚げ	120 g
	玉ねぎ	1/2個（100g）
	ピーマン	1個（30g）
	にんじん	1/3本（50 g）
a	水	1/2カップ
	砂糖・しょうゆ・酢	各大さじ1
	トマトケチャップ	小さじ2
	かたくり粉	小さじ1
	サラダ油	大さじ1
	ごま油	小さじ1

1人分 223kcal　たんぱく質8.0 g　食塩相当量1.5 g

作り方

1 厚揚げと玉ねぎは一口大に切る。ピーマンはへたと種を除いて一口大に切る。

2 にんじんは一口大の乱切りにし、耐熱皿に入れてラップをふんわりとかけ、電子レンジ（600W）で1分30秒加熱する。

3 aは混ぜ合わせる。

4 フライパンにサラダ油を中火で熱し、玉ねぎとピーマンをいためる。しんなりとなったら2と3を加え混ぜ、煮立てる。

5 厚揚げを加えて1～2分煮る。仕上げにごま油を加えて香りをつける。

\ヘルシー食材をエネルギーアップ！/

凍り豆腐の竜田揚げ

豆腐の栄養が詰まった凍り豆腐をころころに切って、
カリッと香ばしい揚げ焼きに。

材料 ［2人分］

	凍り豆腐※	3枚（乾45～50 g）
a	酒	大さじ2
	しょうゆ・みりん	各大さじ1
	おろししょうが・おろしにんにく	各小さじ1
	かたくり粉	大さじ2強（20 g）
	揚げ油	
	レタス	1枚

1人分 277kcal　たんぱく質12.3 g　食塩相当量1.2 g
※別名「高野豆腐」。

作り方

1 凍り豆腐は袋の表示に従ってもどす。水けを絞り、一口大に切る。

2 aは混ぜ合わせ、1にからめて30分ほどおき、味をしみ込ませる。汁けをよく絞り、かたくり粉をまぶしつける。

3 フライパンに3 cm深さに油を入れ、170～180℃に熱する。2を入れて2分ほど揚げ焼きにし、裏返して3分、表面がカリッとなるまで揚げ焼きにする。

4 器にレタスを敷き、3を盛る。

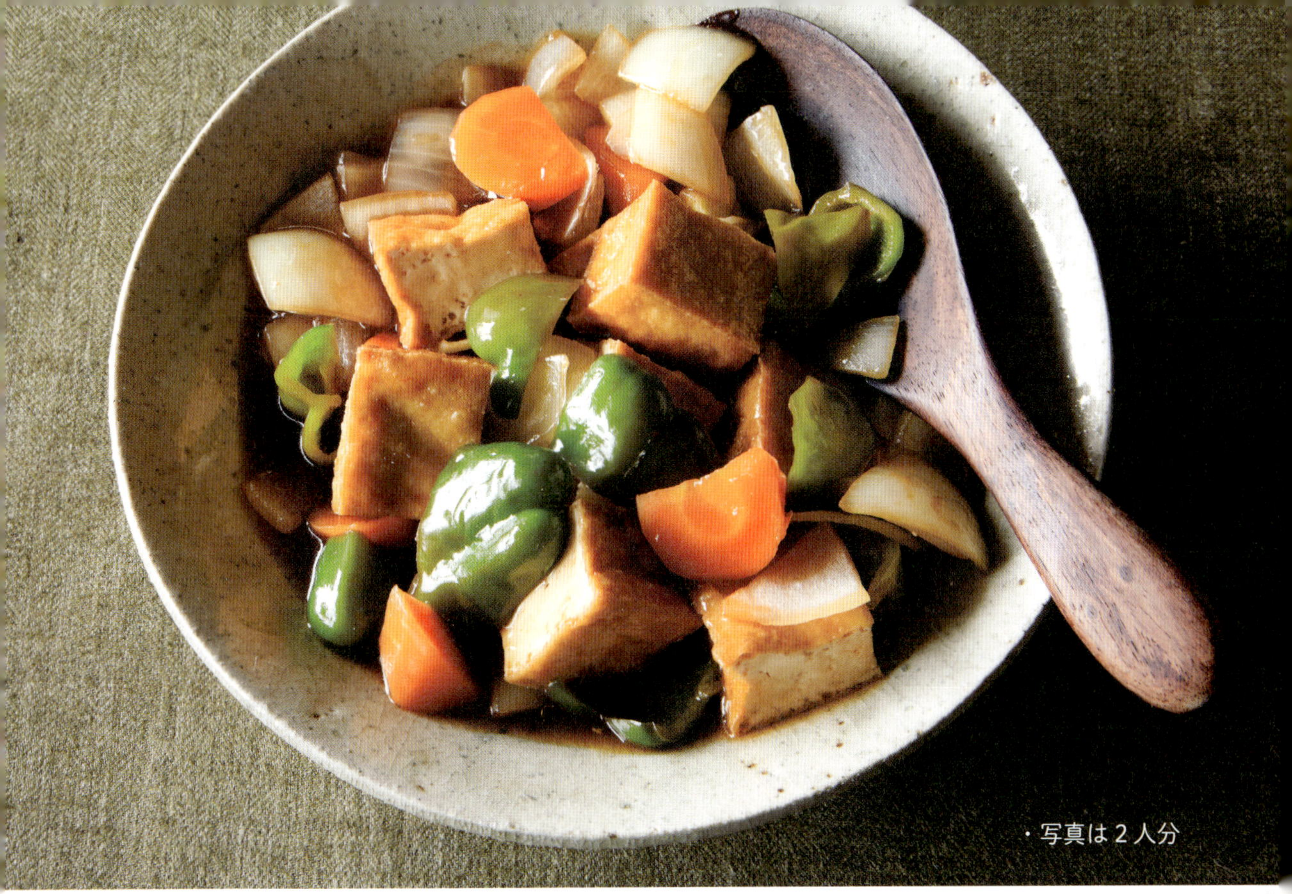

・写真は２人分

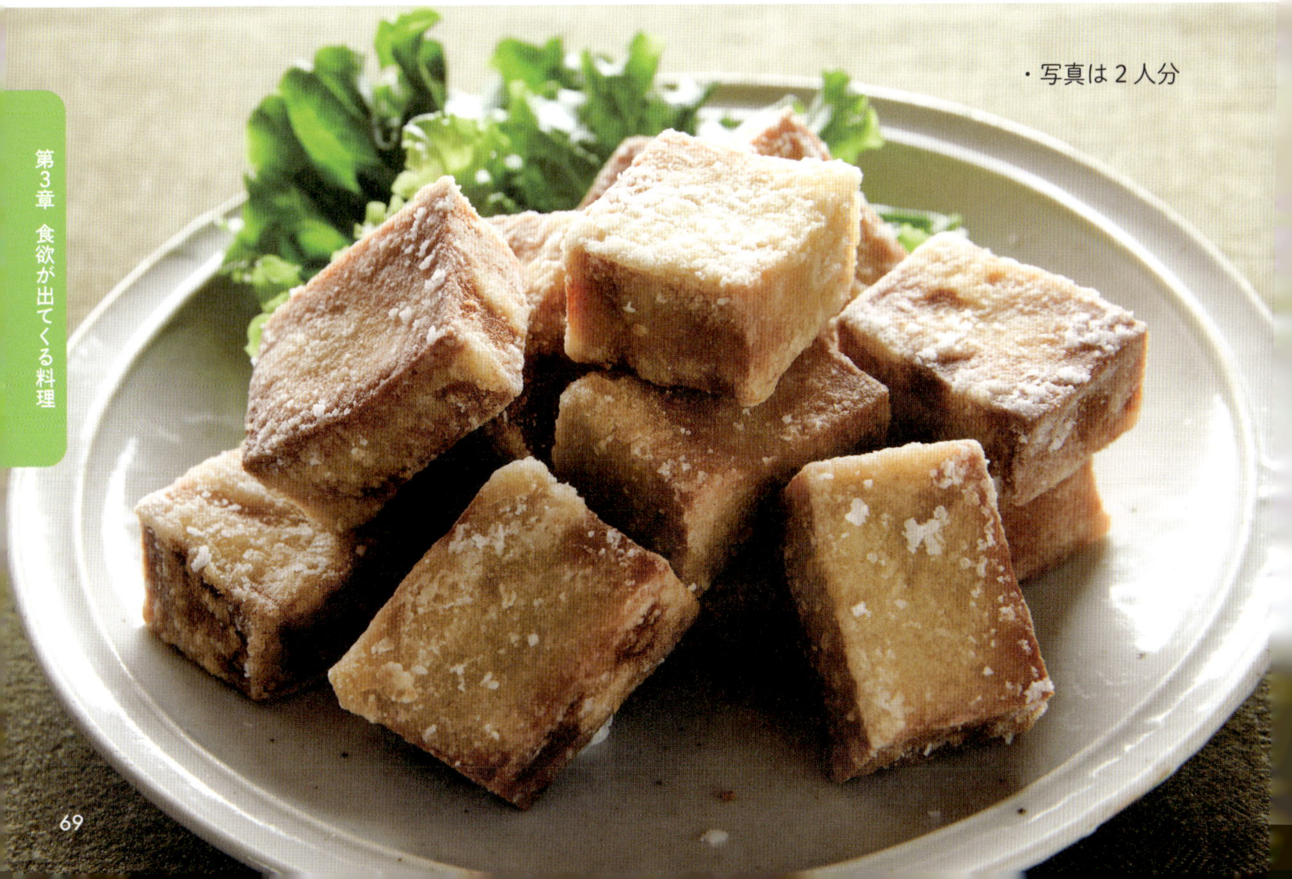

・写真は２人分

つぶつぶ食感が
くせになる

納豆つくね

納豆を鶏つくねの具に。食べやすく、味わい深く、
たんぱく質も食物繊維もおいしくプラス。

材料 [2人分]

	納豆	1パック(50g)
	鶏ひき肉	150g
a	卵(割りほぐす)	1/2個分(25g)
	塩	ミニスプーン1
	こしょう	少量
	貝割れ菜(2cm長さに切る)	30g
	かたくり粉	小さじ2
	サラダ油	小さじ1
	レモンのくし形切り(半分に切る)	1切れ

1人分 225kcal　たんぱく質19.1g　食塩相当量0.6g

作り方

1 ボールに鶏ひき肉とaを入れ、粘りけが出るまでよく混ぜる。納豆、貝割れ菜、かたくり粉を加え混ぜる。

2 フライパンに油を中火で熱し、1を1/6量ずつスプーンですくっては落とし入れる。ふたをし、中火〜弱火にして両面を焼き、火を通す。

3 器に盛り、レモンを添える。

和風のお総菜を
洋風に!

洋風うの花

定番のお総菜を、ツナ&マヨネーズでポテトサラダ風に。
たんぱく質やエネルギーもアップします。

材料 [2人分]

	おから	100g
	ツナ油漬け缶詰め	小1缶(80g)
	トマト	1/2個(100g)
	玉ねぎ	1/3個(65g)
a	マヨネーズ	大さじ2
	牛乳	1/2カップ
	塩	ミニスプーン1
	こしょう	少量
	パセリのみじん切り(あれば)	小さじ1

1人分 292kcal　たんぱく質13.4g　食塩相当量1.2g

作り方

1 トマトは4等分のくし形切りにし、さらに横半分に切る。玉ねぎは繊維に沿って薄切りにする。

2 なべにツナを缶汁ごと入れ、おから、玉ねぎ、aを加え混ぜる。中火にかけ、煮立ったら、かき混ぜながら3分ほど煮る。

3 トマトを加え混ぜ、2〜3分煮る。

4 器に盛り、パセリを散らす。

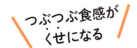

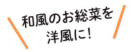

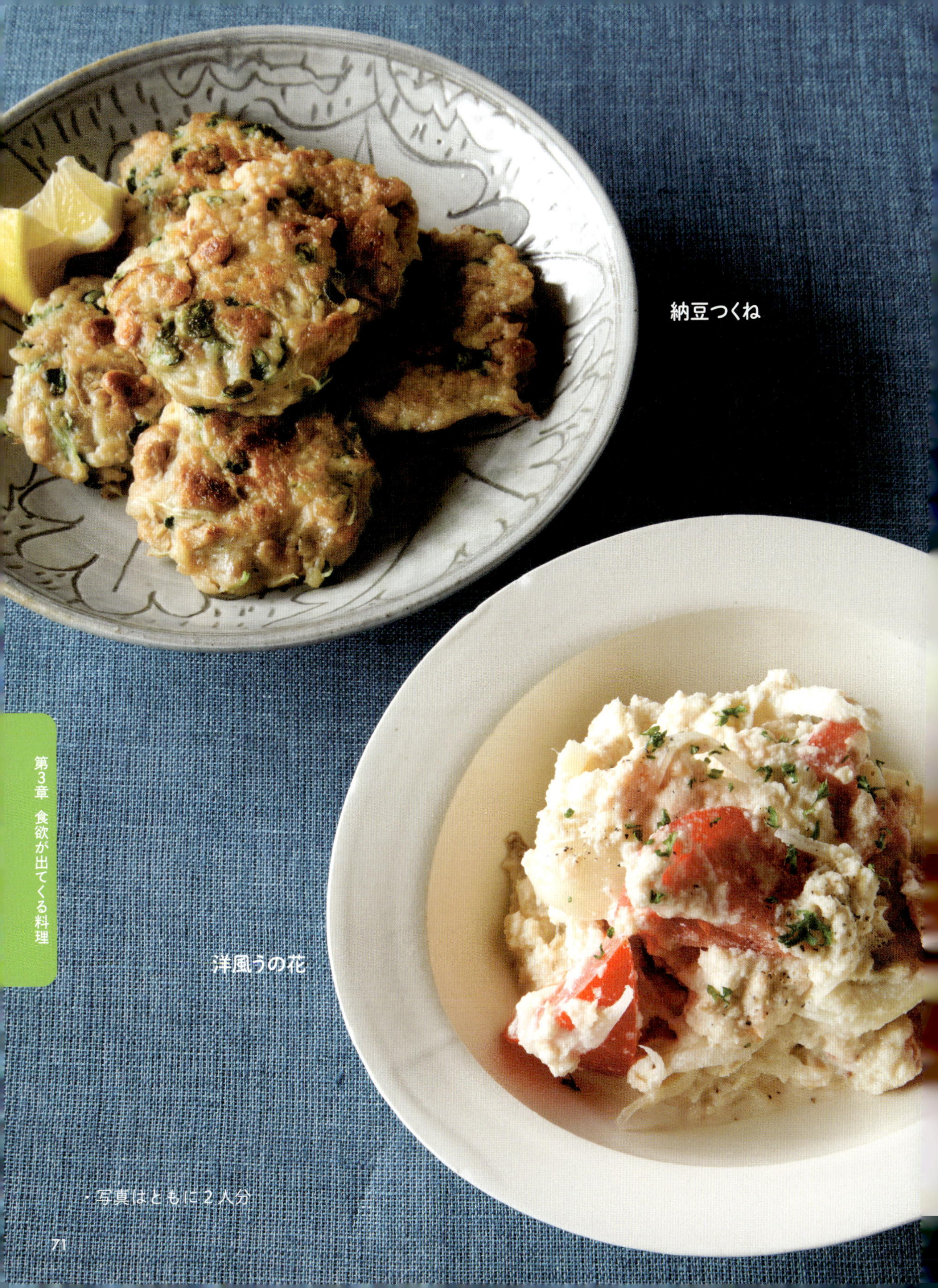

納豆つくね

洋風うの花

・写真はともに２人分

体の調子をととのえるビタミンや
ミネラルを含む野菜。たんぱく質食品と
組み合わせたり、乾物や市販品を
利用したりして、意識して食べたい食材です。

ビタミン、ミネラル、食物繊維の宝庫 野菜料理

\ 心地よい食感 / 切り干し大根のごま酢あえ

食物繊維たっぷりの切り干し大根を、
ほのかに甘いごま酢をきかせた一品に。あとを引く味わいです。

材料 [2人分]

	切り干し大根	乾20ｇ
	にんじん	20ｇ
	カットわかめ	乾２ｇ
	ツナ油漬け缶詰め	20ｇ
a	砂糖・酢	各小さじ2
	しょうゆ	小さじ1
	いり白ごま・ごま油	各小さじ1/2

１人分 88kcal　たんぱく質3.4ｇ　食塩相当量0.8ｇ

作り方

1 切り干し大根とわかめはそれぞれ水でもどし、水けをぎゅっと絞る。

2 にんじんはせん切りにし、さっとゆでて湯をきる。ツナは缶汁を軽くきる。

3 ボールにaを入れて混ぜ合わせ、1と2を加えてあえる。

\ パンやパスタの具にしても! / 彩り野菜のトマト煮込み

トマト缶を利用して手軽に作るラタトゥイユ。
材料の重量を増やし、まとめ作りするのもおすすめします。

材料 [2人分]

	パプリカ(黄)	1/4個(35ｇ)
	ピーマン	1個(30ｇ)
	なす	1/3本(30ｇ)
	玉ねぎ	1/4個(50ｇ)
	ズッキーニ	1/4本(30ｇ)
	オリーブ油	小さじ2
a	カットトマト缶詰め	120ｇ
	顆粒ブイヨン	小さじ1/2
	トマトケチャップ	小さじ2
	砂糖	小さじ1
	塩・白こしょう※	各少量

１人分 84kcal　たんぱく質1.6ｇ　食塩相当量0.7ｇ
※香味がやわらかく、色も目立たない。白こしょうがなければ、黒こしょうでもよい。

作り方

1 パプリカとピーマンはそれぞれへたと種を除き、1.5㎝の角切りにする。なすはへたを除いて1.5㎝角に切り、玉ねぎとズッキーニも同じ大きさの角切りにする。

2 フライパンにオリーブ油を中火で熱し、1を入れていためる。野菜がしんなりとなったらaを加え、弱火～中火で７～８分煮る。

3 塩とこしょうで味をととのえる。

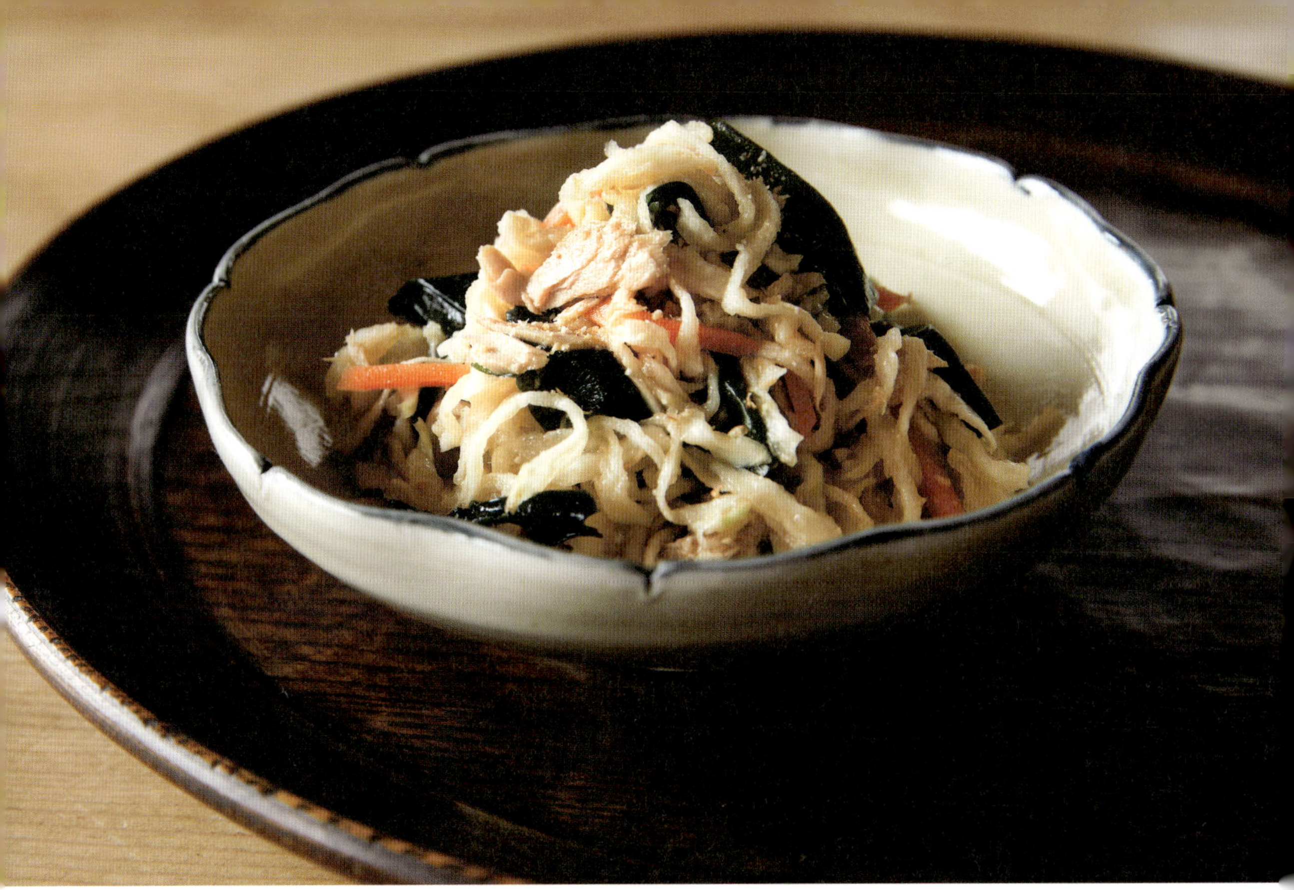

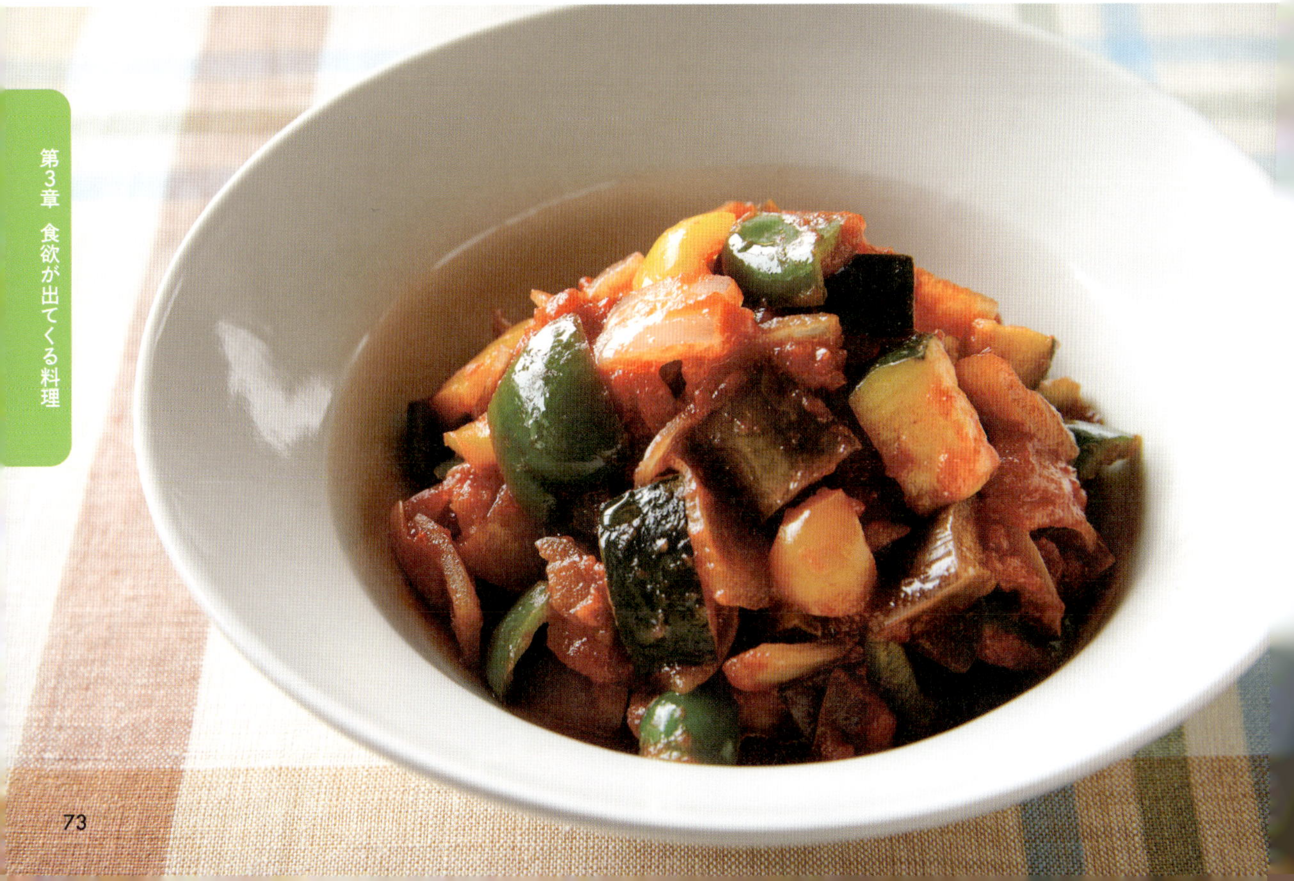

みずみずしい
きゅうりが主役

きゅうりとサラダチキンのピリ辛ごまあえ

サラダチキンとマヨネーズで棒棒鶏《ばんばんじー》風の味わいです。豆板醤《とうばんじゃん》で好みの辛味に調整を。

材料［2人分］

きゅうり	1本(100〜120ｇ)
塩	少量
サラダチキン(市販品)	50ｇ
a マヨネーズ	大さじ1
豆板醤	少量(0.5〜1ｇ)
いり白ごま	小さじ1/2

1人分 77kcal　たんぱく質6.6ｇ　食塩相当量0.4ｇ

作り方

1 きゅうりは1.5〜2㎝厚さの輪切りにする。塩をふって軽くもみ、汁けを絞る。

2 サラダチキンは食べやすくほぐす。

3 ボールにaを入れて混ぜ、1、2を加えてあえる。

卵とツナで
たんぱく質アップ

にんじんとツナのしりしり

しりしりは、にんじんがたっぷり食べられる沖縄の家庭料理。
油でいためるとβ-カロテンの吸収率もアップ！

材料［2人分］

にんじん	80ｇ
ごま油	小さじ1
白みそ※・しょうゆ	各小さじ1/2
卵	1個
サラダ油	小さじ1
ツナ油漬け缶詰め	小1/2缶(40g)
すり白ごま	小さじ1/2

1人分 148kcal　たんぱく質7.4ｇ　食塩相当量0.7ｇ

※「甘みそ」「西京みそ」とも呼ばれる甘口のみそ。辛口のみそ（信州みそや仙台みそなど）を使う場合は塩分が高いので、半量（小さじ1/4）にするとよい。

作り方

1 にんじんは3〜4㎝長さのせん切りにする。ツナは缶汁をきる。

2 卵は割りほぐす。フライパンにサラダ油を中火で熱して卵を入れ、菜箸でかき混ぜながら火を通す。いったんとり出す。

3 2のフライパンにごま油を中火で熱し、にんじんをいため、しんなりとなったら白みそとしょうゆで調味する。

4 火を消し、2、ツナ、すりごまを加えてさっと混ぜる。

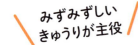

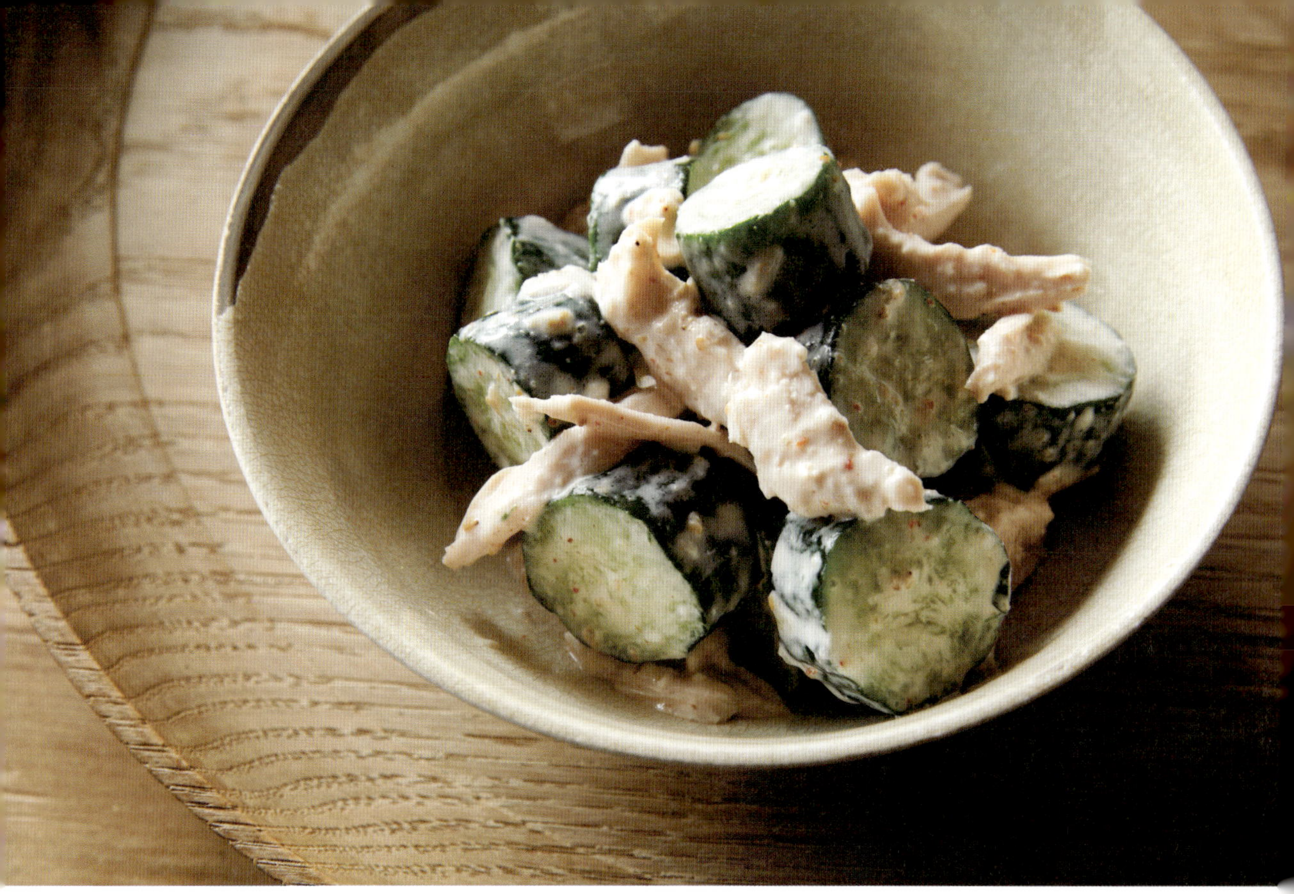

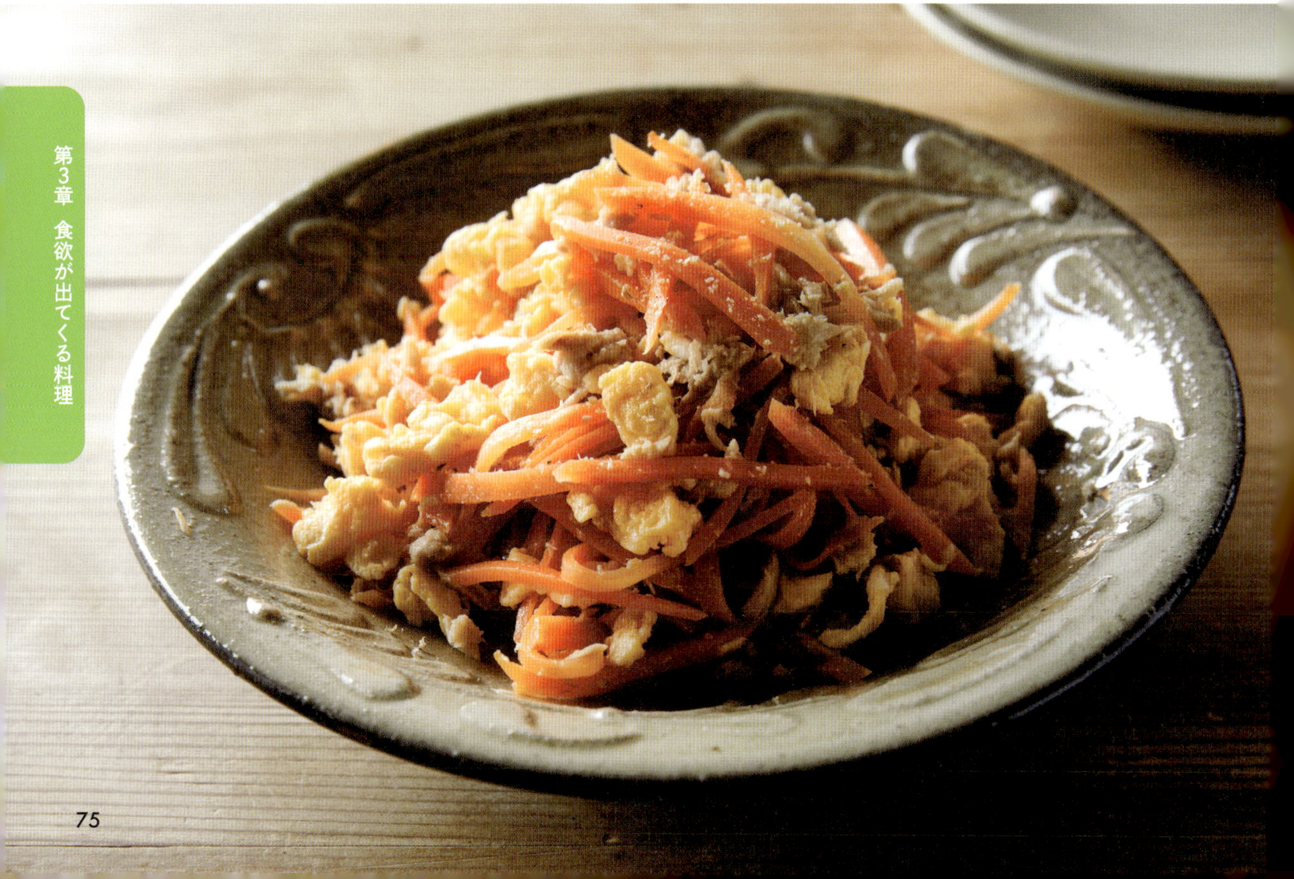

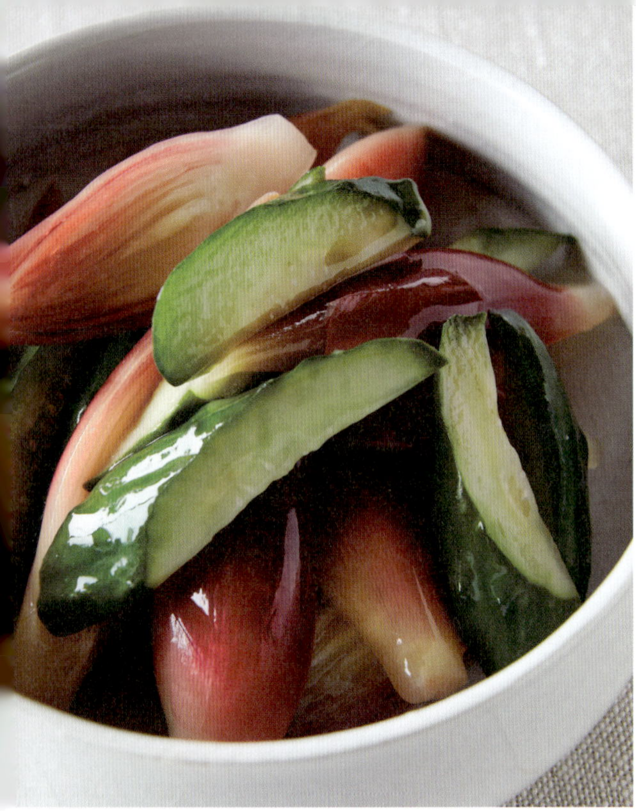

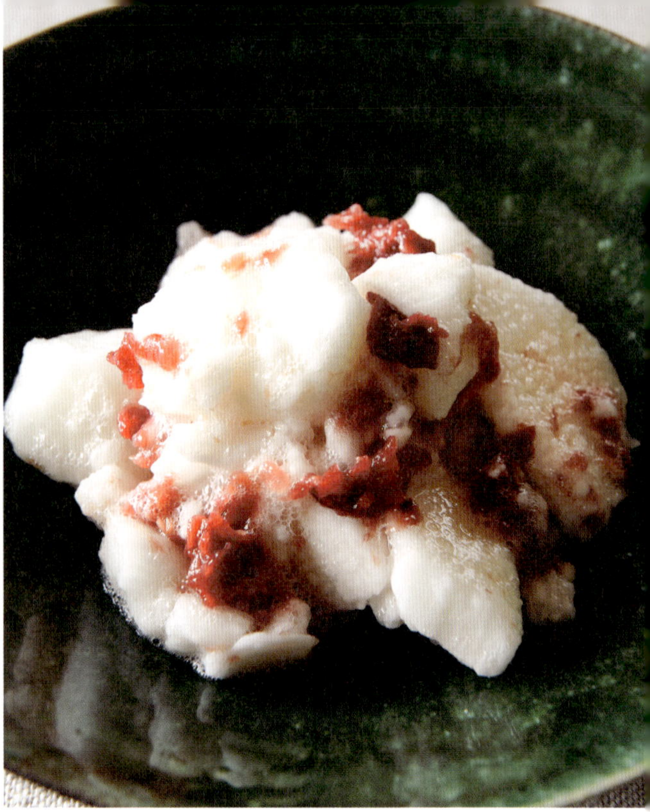

＼しゃきしゃき、ぽりぽり／

みょうがときゅうりの甘酢漬け

冷蔵庫に半日ほどおいて漬けます。
多めに作っておくと、
もう一品ほしいときにも便利です。

材料［2人分］

みょうが …… 6個（100ｇ）

きゅうり …… 1本（100～120ｇ）

塩 …… ミニスプーン1/4（0.3ｇ）

a 酢 …… 2/5カップ（80ｇ）

a 砂糖 …… 小さじ5（15ｇ）

1人分 17kcal　たんぱく質1.0ｇ　食塩相当量0.1ｇ

作り方

1 みょうがは縦半分に切り、熱湯で30秒ほどゆでる。水にとり、水けを絞る。

2 きゅうりは縦半分に切り、1㎝幅の斜め切りにする。塩をふってもみ、汁けを絞る。

3 ポリ袋にaを入れて混ぜ、1と2を加えて袋の口を閉じる。冷蔵庫に半日から1日おく。

＼食欲がないときにも／

長芋の梅たたき

滋養強壮作用があるとされ、
漢方で「山薬」と呼ばれる長芋。消化酵素や
食物繊維が多いのも特徴です。

材料［2人分］

長芋 …… 120ｇ

梅干し（塩分8～10％のもの） …… 2個※

1人分 50kcal　たんぱく質1.5ｇ　食塩相当量1.0ｇ

※種を除いて25ｇ。

作り方

1 長芋は皮をむいてポリ袋に入れ、袋の外側からめん棒などでたたいてあらく砕く。

2 梅干しは種を除き、包丁でたたき刻む。1に加え混ぜる。

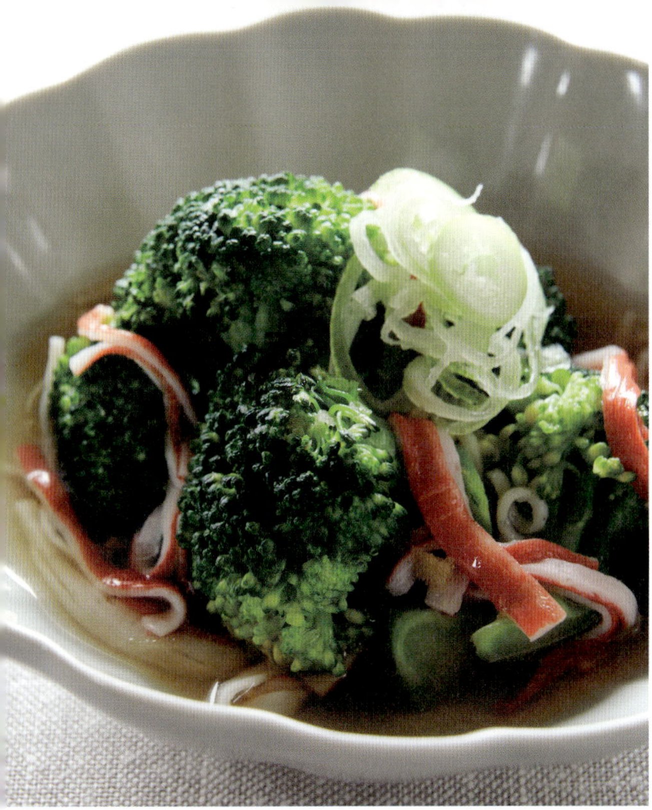

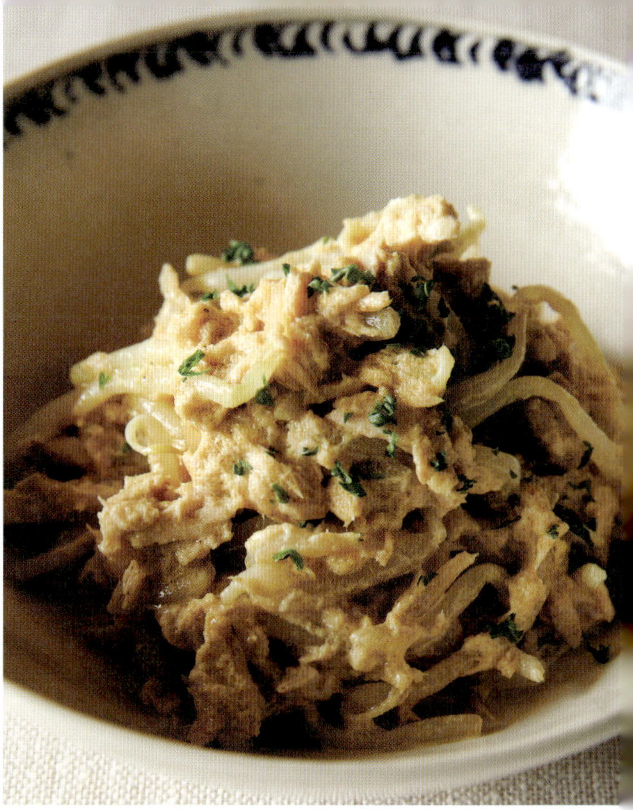

＼汁ごといただきます／

ブロッコリーのスープ煮

ブロッコリーは、ビタミン類や鉄が多い緑黄色野菜。つぼみの集まりにスープがからみます。

材料［2人分］

ブロッコリー……100ｇ
カニ風味かまぼこ……2本（10～12ｇ）
ねぎ……15ｇ
a 水……3/4カップ（150ｇ）
　顆粒中国風だし・しょうゆ……各小さじ1/2
　みりん……小さじ1/3
　おろししょうが……少量

1人分 30kcal　たんぱく質3.6ｇ　食塩相当量0.3ｇ

作り方

1 ブロッコリーは小房に分け、熱湯で軽く下ゆでし、ざるにあげて湯をきる。

2 カニかまはほぐし、ねぎは薄い小口切りにする。

3 なべにaを入れて中火にかけ、煮立ったら1と2を加えてひと煮立ちさせる。

＼カレーのよい香り／

もやしのカレーサラダ

あっさりとした味わいのもやしに、ツナのうま味とカレーの香味をからめて。

材料［2人分］

もやし……1/2袋（100ｇ）
ツナ油漬け缶詰め……小1缶（80ｇ）
a マヨネーズ……大さじ1 1/2
　カレー粉・しょうゆ……各小さじ1
パセリのみじん切り……小さじ1/2

1人分 187kcal　たんぱく質9.0ｇ　食塩相当量1.0ｇ

作り方

1 もやしは熱湯でさっとゆで、ざるにあげて湯をきる（または耐熱皿に置いてラップをふんわりとかけ、電子レンジ［600W］で2～3分加熱する）。あら熱がとれたら軽く絞る。

2 ツナは缶汁を軽くきる。

3 ボールにaを入れて混ぜ、1と2を加えて混ぜる。

4 器に盛り、パセリをふる。

のど越しなめらか 栄養充実の 汁物＆スープ

消化がよい具にしたり、
汁にとろみをつけたり。食欲がないとき、
飲み込むのがつらいとき、
胃腸の調子が悪いときなども食べやすい、
栄養補給のスープです。

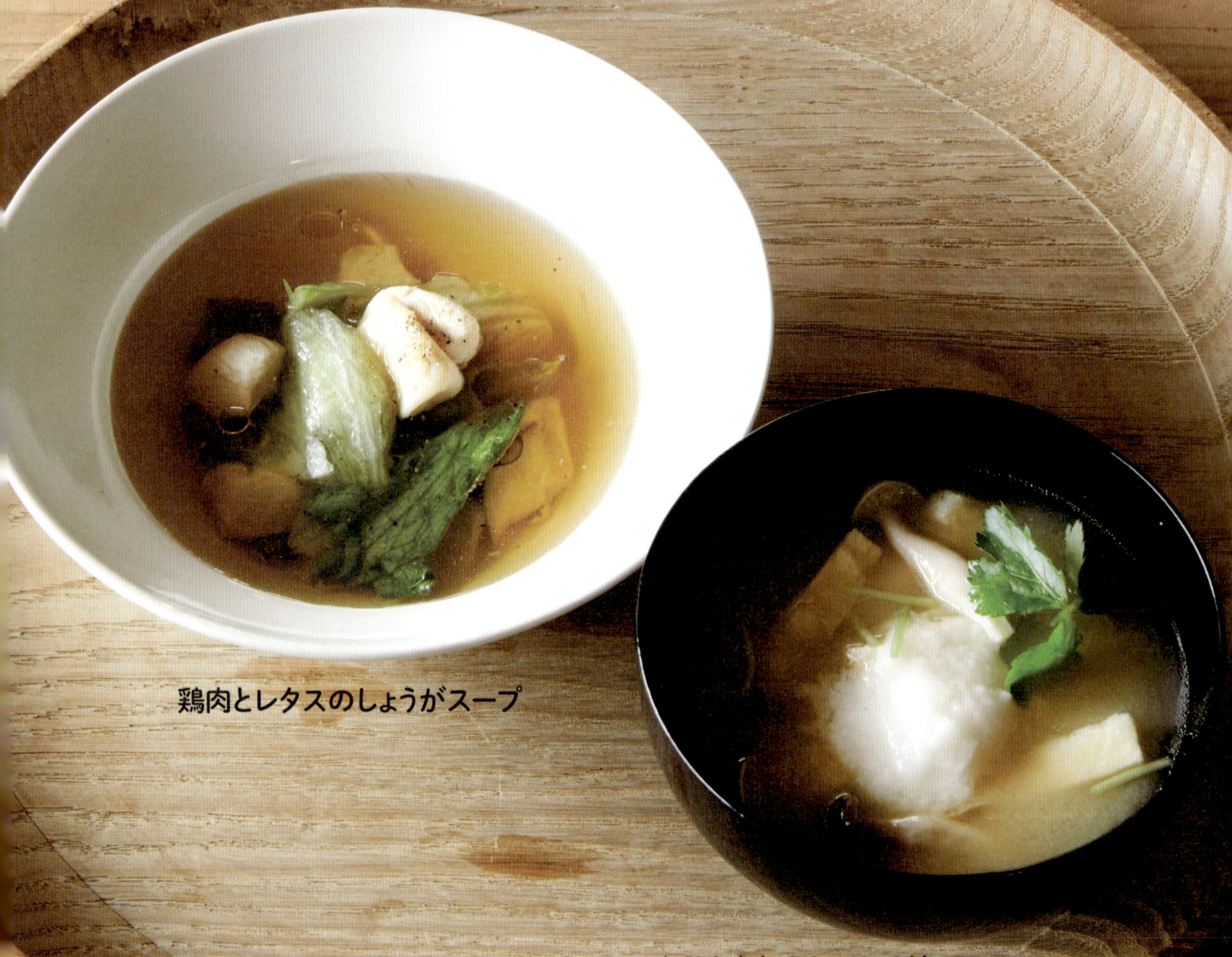

鶏肉とレタスのしょうがスープ

しめじととろろのみそ汁

＼顆粒だしで手軽に作る／

鶏肉とレタスのしょうがスープ

しょうがは血行をよくして体を温める成分が含まれます。
レタスを白菜にかえてもおいしい。

材料［2人分］

鶏胸肉 ……………………………… 60 g
レタス ……………………………… 40 g
a 水 …………………………… 1　1/2カップ
　顆粒ブイヨン ………………… 小さじ1
　しょうゆ ……………………… 小さじ1/2
　みりん ………………………… 小さじ1/3
オリーブ油 ………………………… 小さじ1/2
黒こしょう ………………………… 少 量
おろししょうが …………………… 小さじ1/3

１人分 59kcal　たんぱく質6.8 g　食塩相当量0.9 g

作り方

1 鶏肉とレタスはそれぞれ一口大に切る。
2 なべにaを入れて中火にかけ、煮立ったら鶏肉を加えて火が通るまで煮る。
3 レタスを加え、火を消す。オリーブ油、こしょう、しょうがを加え混ぜる。

＼疲れて食欲がないときに／

しめじととろろのみそ汁

とろろはエネルギーがとれるほか、
疲労を回復する働きもあります。
好みで、刻みのりや青のりを置いても。

材料［2人分］

油揚げ[※1] ……………………………… 20 g
しめじ類[※1] …………………………… 75 g
長芋 ………………………………… 80 g
だし（だし汁） ……………………… 1　1/2カップ
みそ[※2] …………………………… 大さじ1　1/3
三つ葉（3㎝長さに切る） ………… 5 g

１人分 97kcal　たんぱく質6.0 g　食塩相当量1.7 g
※1 好みの具でよい。２人分で、合わせて50～100 g が適量。
※2 ここでは合わせみそを使用。好みのみそでＯＫ。

作り方

1 油揚げは短冊に切る。しめじは石づきを除いてほぐす。
2 長芋は皮をむき、すりおろす。
3 なべにだしを入れて中火で煮立て、1を加えて弱火でさっと煮て、みそをとき入れる。
4 器に盛り、2と三つ葉をのせる。

かぼちゃのポタージュ

甘くてなめらか。おやつにもおすすめします。
かぼちゃは電子レンジ加熱でやわらかくすると手軽です。

材料［2人分］

かぼちゃ（わたと種、皮を除く）……200ｇ
玉ねぎ……1/4個（50ｇ）
a 水……2/5カップ（80ｇ）
a 顆粒ブイヨン……小さじ1
a 牛乳……1 3/5カップ※
パセリのみじん切り……小さじ1/2

1人分 194kcal　たんぱく質7.9ｇ　食塩相当量0.8ｇ
※牛乳 1 3/5カップ＝320mL（336ｇ）。

作り方

1 かぼちゃと玉ねぎはそれぞれ一口大に切る。
2 耐熱皿に1を入れ、ラップをふんわりとかけて電子レンジ（600W）で3～4分加熱する。
3 ミキサーに入れ、aを加えてなめらかになるまで攪拌《かくはん》する。
4 なべに移し入れ、弱火にかけてひと煮立ちさせる。器に盛り、パセリをふる。

温かくても
冷たくても美味

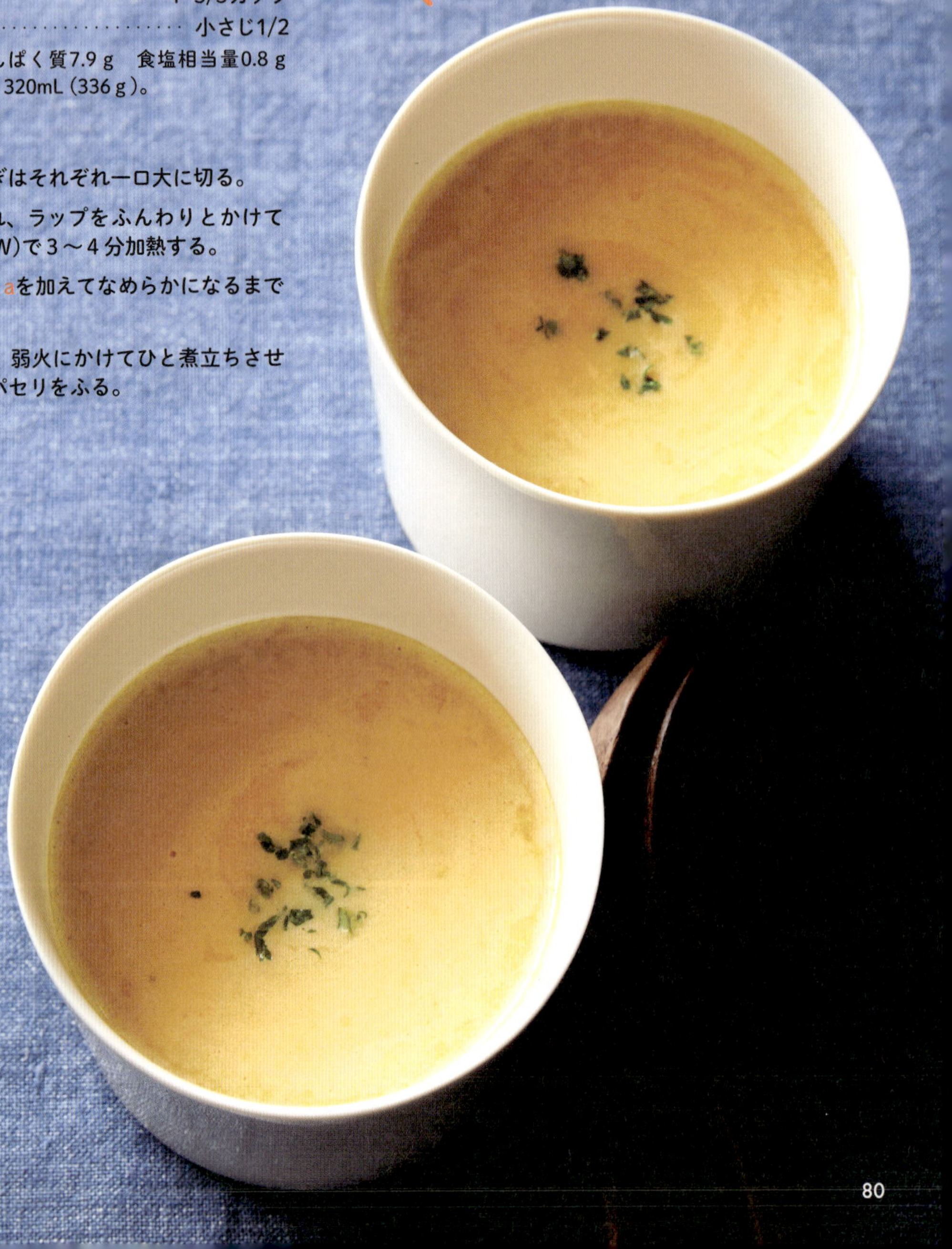

じゃが芋のスープ

夏は冷たく、冬は温かく。1年じゅうおいしいスープです。
じゃが芋でビタミンCもとれます。

材料［2人分］

じゃが芋		200 g
玉ねぎ		1/4個（50 g）
バター		10 g
a	水	2/5カップ（80 g）
	顆粒ブイヨン	大さじ1/2
	牛乳	1 3/5カップ※
塩		少量（0.3〜0.5 g）
こしょう		少量
パセリのみじん切り		小さじ1/2

1人分 212kcal　たんぱく質7.9 g　食塩相当量1.4 g

※牛乳1 3/5カップ＝320mL（336 g）。

作り方

1 じゃが芋は皮をむいて薄いいちょう切りにする。玉ねぎはあらみじん切りにする。

2 フライパンにバターを中火でとかし、1を入れて焦がさないようにいためて火を通す。

3 ミキサーに2とaを入れ、なめらかになるまで攪拌する。

4 なべに3を移し入れ、弱火にかける。煮立ったら塩で味をととのえる。

5 器に盛り、こしょうとパセリをふる。

のど越しよく、おなかも満足

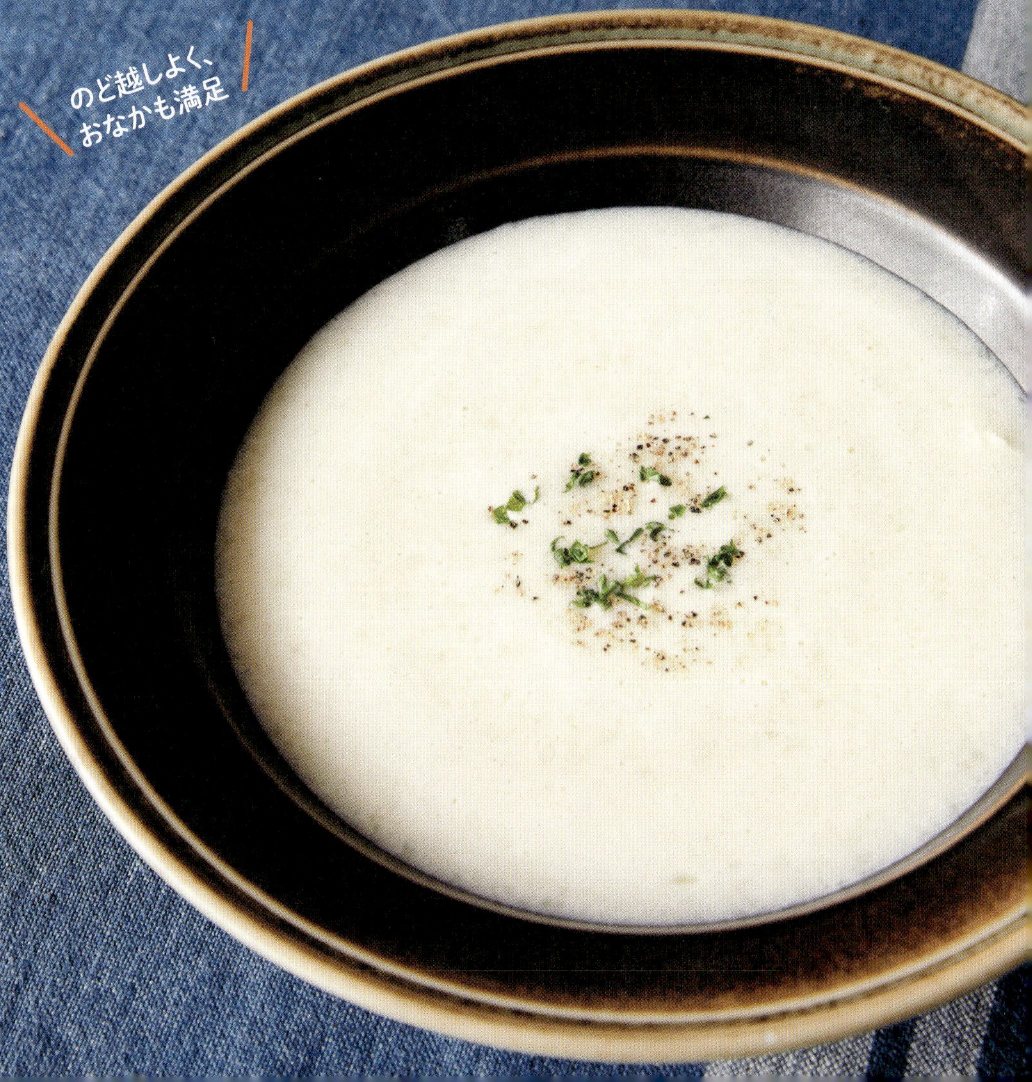

“食べる”感覚のスープです

クラムチャウダー

アサリや野菜の具だくさんスープ。
牛乳でまろやかに仕立て、栄養バランスも◎です。

材料［2人分］

アサリ(水煮缶詰め)	1缶(85g)
じゃが芋	150g
にんじん	1/3本(50g)
玉ねぎ	1/4個(50g)
ベーコンの薄切り	1枚(15〜20g)
バター	10g
小麦粉	大さじ1
水	1カップ
顆粒ブイヨン	小さじ1
牛乳	1カップ
塩	小さじ1/4
こしょう	少量
パセリのみじん切り	小さじ1

1人分 236kcal　たんぱく質16.1g　食塩相当量2.3g

作り方

1 アサリ缶は身と缶汁に分ける。

2 じゃが芋は皮をむいて1cmのさいの目に切り、にんじんと玉ねぎも1cmのさいの目に切る。ベーコンは1cm幅に切る。

3 なべにバターを中火でとかし、2をいためる。

4 玉ねぎがしんなりとなったら火を消し、小麦粉をふり入れて粉っぽさがなくなるまで混ぜる。アサリの缶汁を加え、ダマにならないようにかき混ぜる。

5 水とブイヨンを加えて弱火にかけ、混ぜながら7〜8分煮る。アサリの身と牛乳を加え、再び煮立ったら火を消して塩とこしょうで調味する。

6 器に盛り、パセリを散らす。

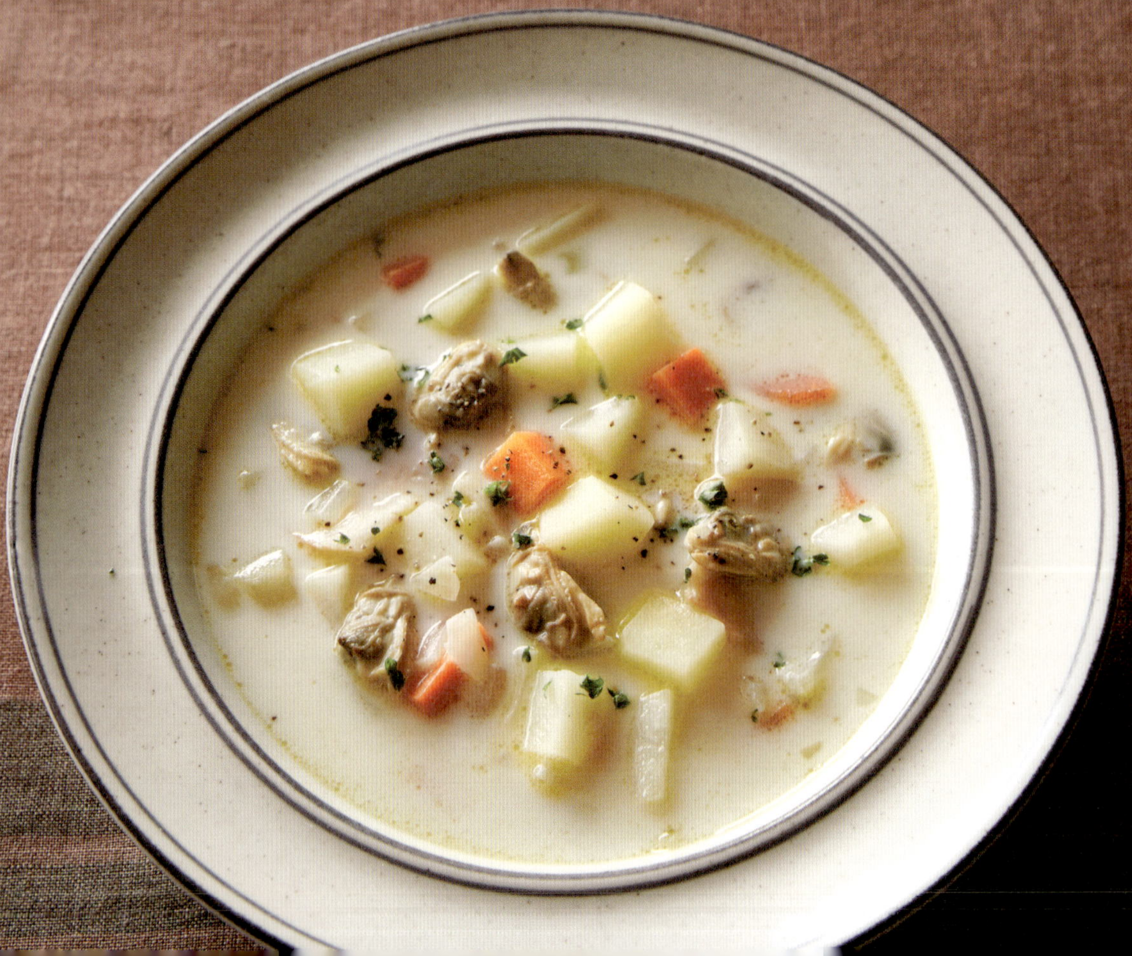

中国風コーンクリームスープ

コーンクリーム缶詰めで作る、風味豊かな簡単スープです。
卵でうま味とたんぱく質をプラス。

材料 [2人分]

コーン缶詰め(クリームタイプ)……200g
顆粒中国風だし……小さじ2
水……1カップ
塩……少量(0.3～0.5g)
こしょう……少量
│かたくり粉……小さじ1
│水……小さじ2
卵(割りほぐす)……1個
ごま油……小さじ1/2

1人分 132kcal　たんぱく質4.8g　食塩相当量1.0g

作り方

1 なべにコーン、顆粒だし、水を入れて中火にかけ、煮立ったら塩とこしょうで調味する。

2 水どきかたくり粉を加え混ぜ、とろみをつける。

3 卵をまわし入れてひと煮立ちさせ、仕上げにごま油を加える。

コーンの
甘味いっぱい

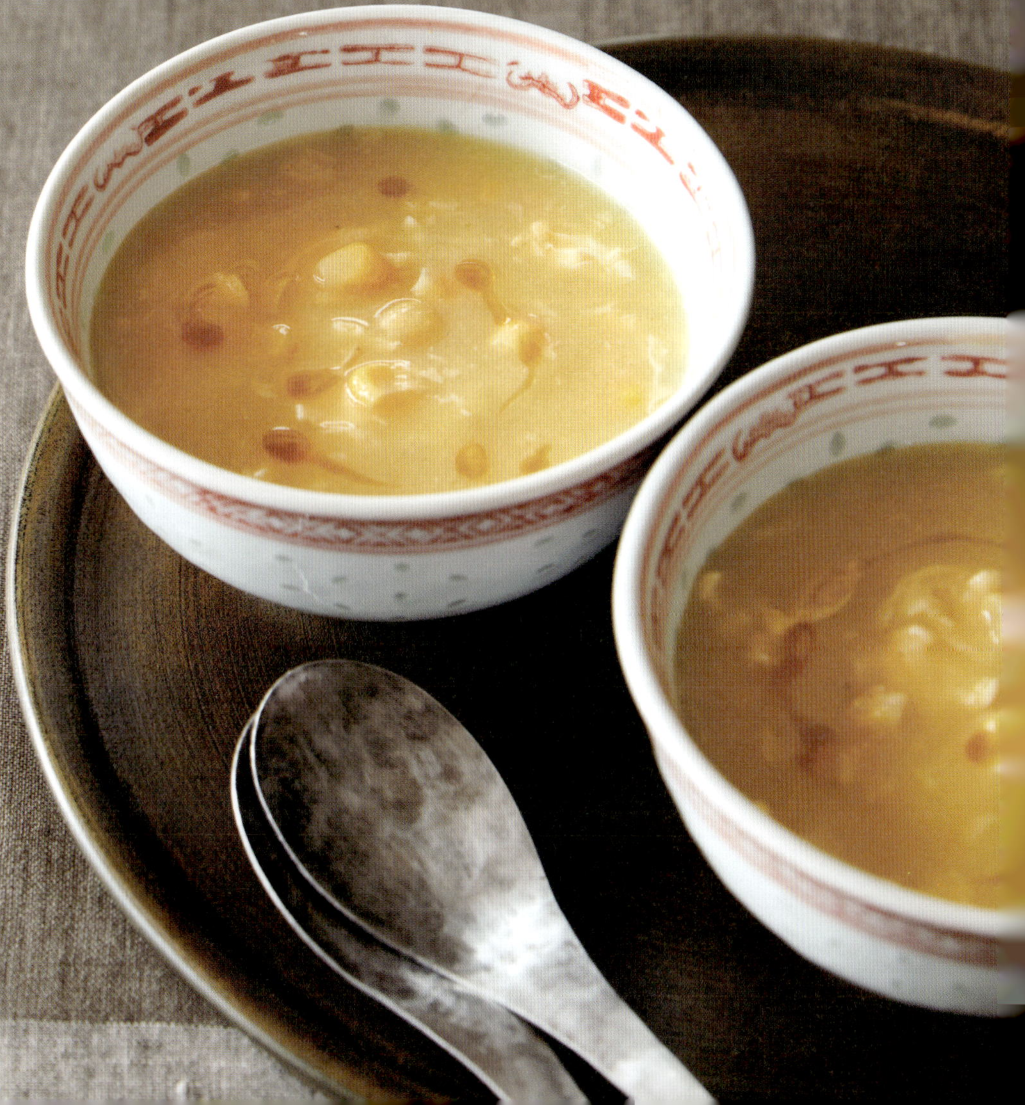

いろいろな栄養がとれる一皿料理

たんぱく質食品や野菜なども入った
丼物やパン、めんなどは食べごたえがあり、
栄養もとれて、後片づけもラク！
いいことといっぱいです。

ほどよい辛さで
食欲アップ

ビビンバ風混ぜごはん

味をつけた具をごはんに混ぜ込みます。
にんにくとごま油のほのかな香味も
食欲をそそります。

材料［2人分］

- 温かいごはん……360g
- 牛肩ロース薄切り肉……100g
- a
  - しょうゆ……小さじ2
  - 砂糖・ごま油・すり白ごま……各小さじ1
  - にんにくのみじん切り……少量（1g）
  - 一味とうがらし……少量
- サラダ油……大さじ1
- にんじん……1/3本（50g）
- もやし……100g
- きゅうり……1本（100〜120g）
- b
  - ごま油……小さじ1
  - 一味とうがらし……少量
- いり白ごま……小さじ1

1人分 546kcal　たんぱく質15.8g　食塩相当量0.9g

作り方

1. 牛肉は食べやすく切り、aを加え混ぜ、しばらくおいて下味をつける。
2. にんじんはせん切りにする。耐熱皿にもやしとともに入れ、ラップをふんわりとかけて電子レンジ（600W）で1分30秒加熱する。
3. きゅうりはせん切りにし、bを加えてあえ、汁けを絞る。
4. フライパンに油を中火で熱し、1を入れていため、火を通す。
5. ボールにごはんを入れ、2、3、4、ごまを加えてさっくりと混ぜる。

甘めのそぼろが
ごはんにぴったり

三色丼

鮮やかな彩りも食欲アップに効果的。
青菜の代わりに枝豆を使うと手軽です。

材料［2人分］

- 温かいごはん……360g
- 卵……1個
- a
  - 塩……少量（0.3〜0.5g）
  - 砂糖……小さじ1/2
- サラダ油……小さじ1/2
- 鶏ひき肉……100g
- b
  - しょうゆ……小さじ1 1/2
  - みりん……小さじ1
  - 砂糖・酒……各小さじ1/2
  - 水……大さじ2
- 枝豆（ゆでる）……50g※

1人分464kcal　たんぱく質19.9g　食塩相当量1.0g
※さやつきで約90g。冷凍を使うのもよい。

作り方

1. ボールに卵を割りほぐし、aを加え混ぜる。フライパンに油を中火で熱し、卵液を流し入れ、菜箸でかき混ぜながら火を通す。
2. なべにbを入れて煮立て、鶏ひき肉を加えて菜箸でかき混ぜながらポロポロになるまで加熱する。
3. 器にごはんを盛り、1と2、枝豆を盛り合わせる。

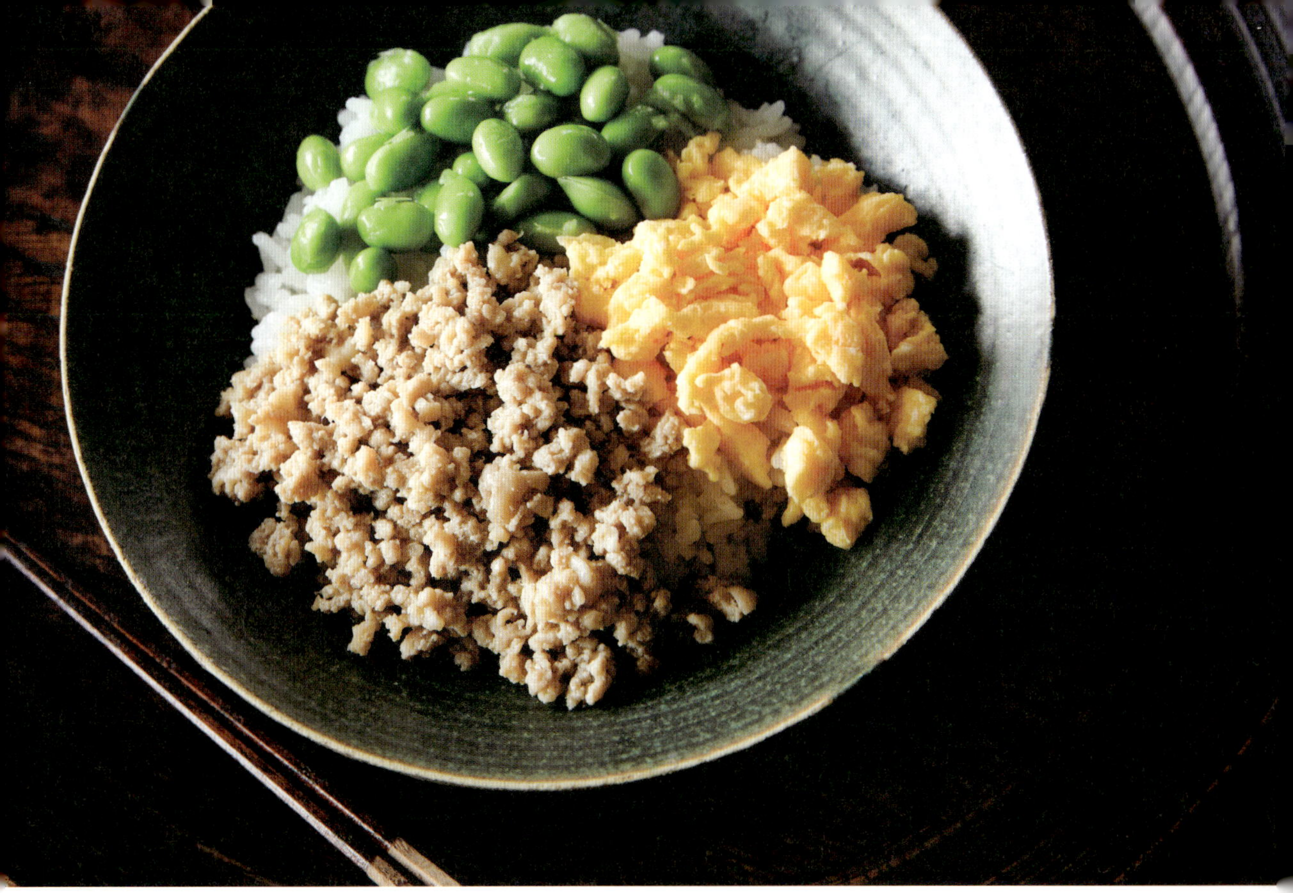

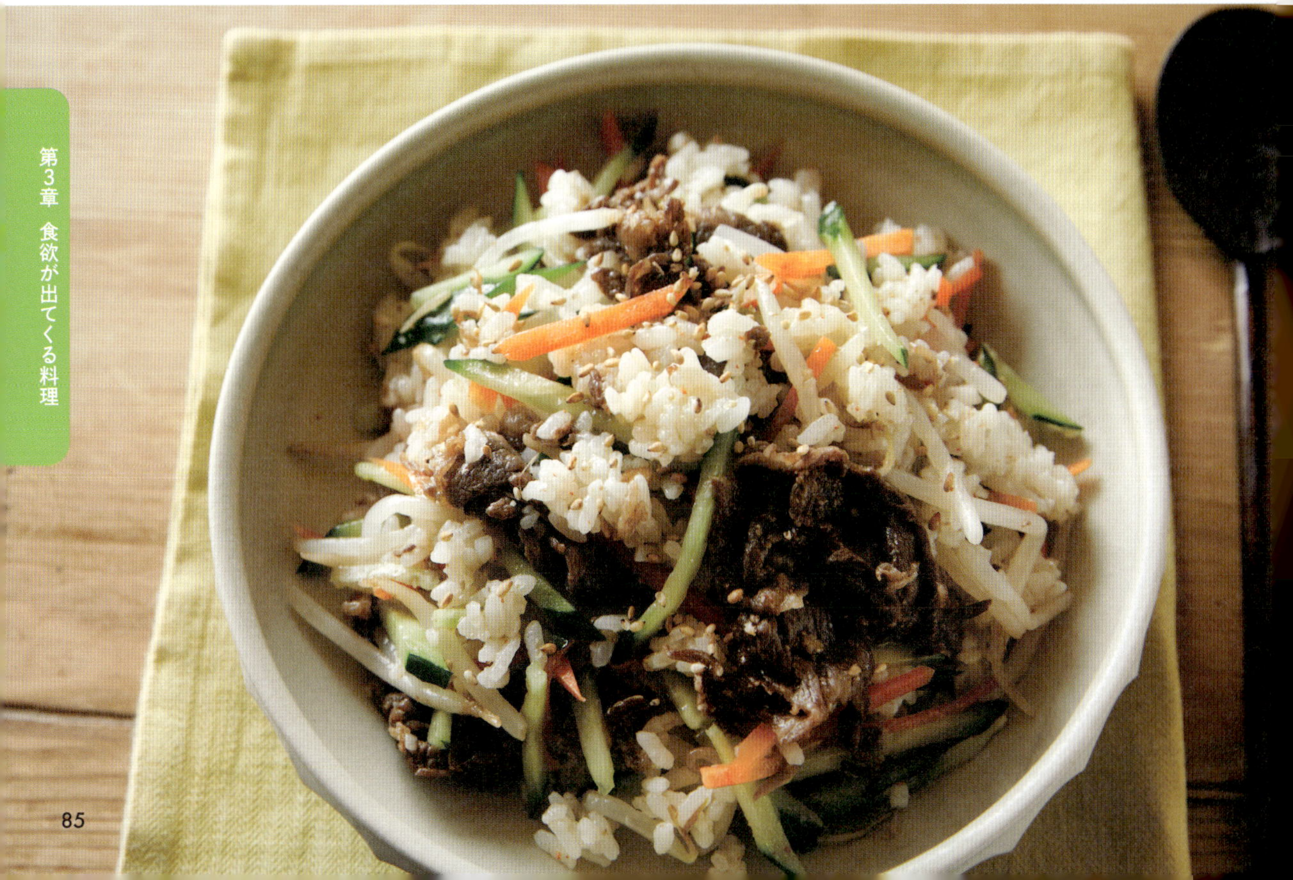

豆腐で
たんぱく質プラス

卵と豆腐の雑炊

食欲がないときも、たんぱく質をしっかりとりたい。
あっさりとしていて食べやすい、豆腐入りの雑炊です。

材料 [2人分]

ごはん	100〜150ｇ
絹ごし豆腐	1/3丁(100ｇ)
卵	1個
a 水	1カップ
a しょうゆ	小さじ2
a 顆粒和風だし	小さじ1/2
削りガツオ	1/2袋(1.5ｇ)
小ねぎの小口切り	少量

1人分 171kcal　たんぱく質8.7ｇ　食塩相当量1.6ｇ

作り方

1 豆腐は食べやすい大きさにくずす。卵は割りほぐす。

2 なべにごはんとaを入れ、弱火〜中火にかける。煮立ったら豆腐を加え、弱火でごはんがやわらかくなるまで煮る（汁けが少なくなったら水を1/2カップほど足す）。

3 卵をまわし入れて火を消し、ふたをして余熱で1分ほど加熱する。

4 器に盛り、削りガツオと小ねぎをのせる。

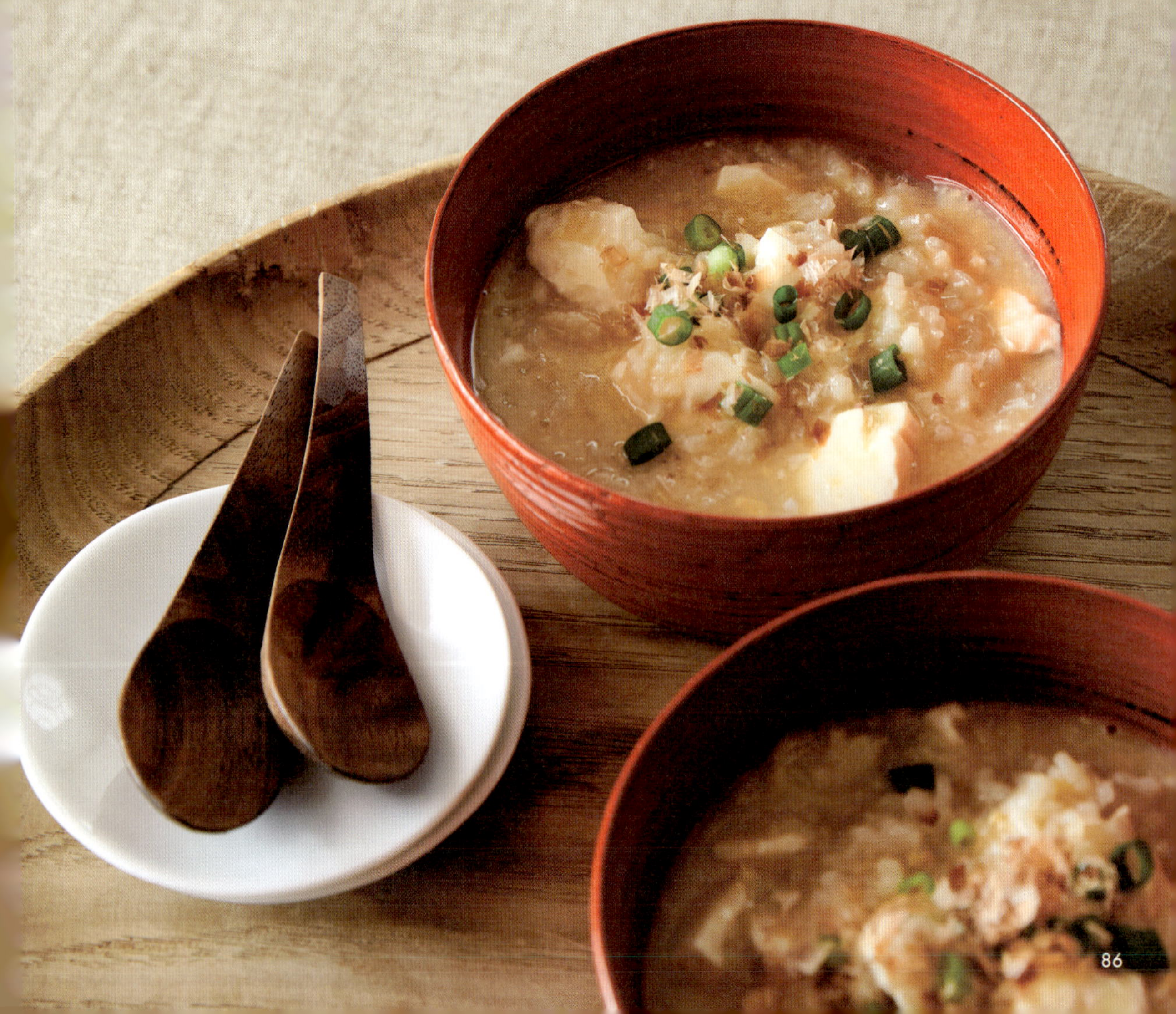

チーズのこくを
からめて

チーズリゾット

和風味の雑炊にちょっと飽きたら試したい。
米は洗わずに炊くと、ぱらりと仕上がります。

材料［2人分］

米	1合（150ｇ）
オリーブ油…	大さじ2
水	2カップ
顆粒ブイヨン	小さじ1
粉チーズ	大さじ4
塩	少量（0.3〜0.5ｇ）
こしょう	少量
パセリのみじん切り	小さじ1/2

1人分 316kcal　たんぱく質7.4ｇ　食塩相当量0.8ｇ

作り方

1 フライパンにオリーブ油を中火で熱し、米を入れていためる。
2 半透明になり、表面が白っぽくなったら水とブイヨンを加えて約15分、芯《しん》がなくなるまで煮る。
3 火を消し、粉チーズを加え混ぜ、塩で味をととのえる。
4 器に盛り、こしょうとパセリをふる。

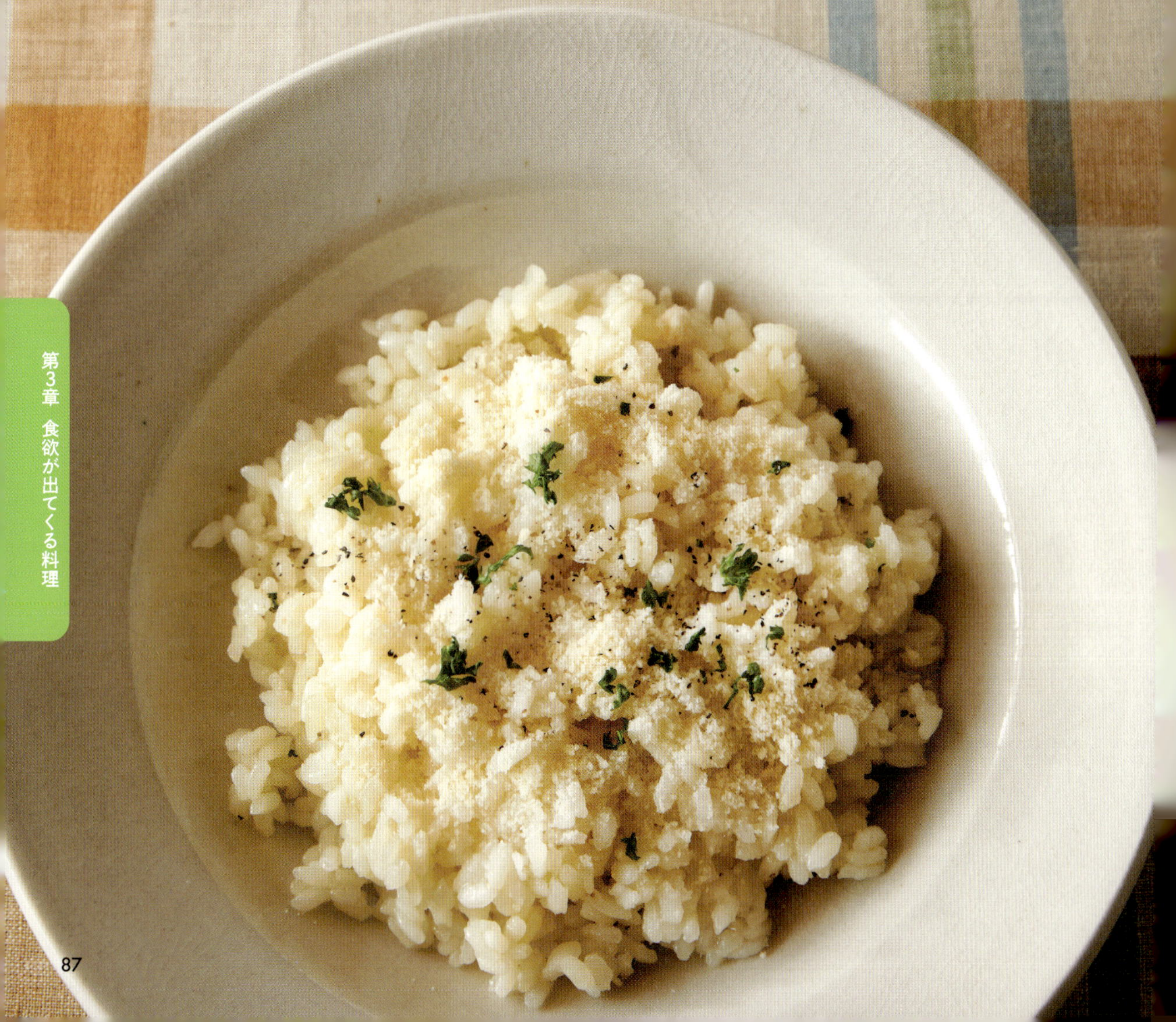

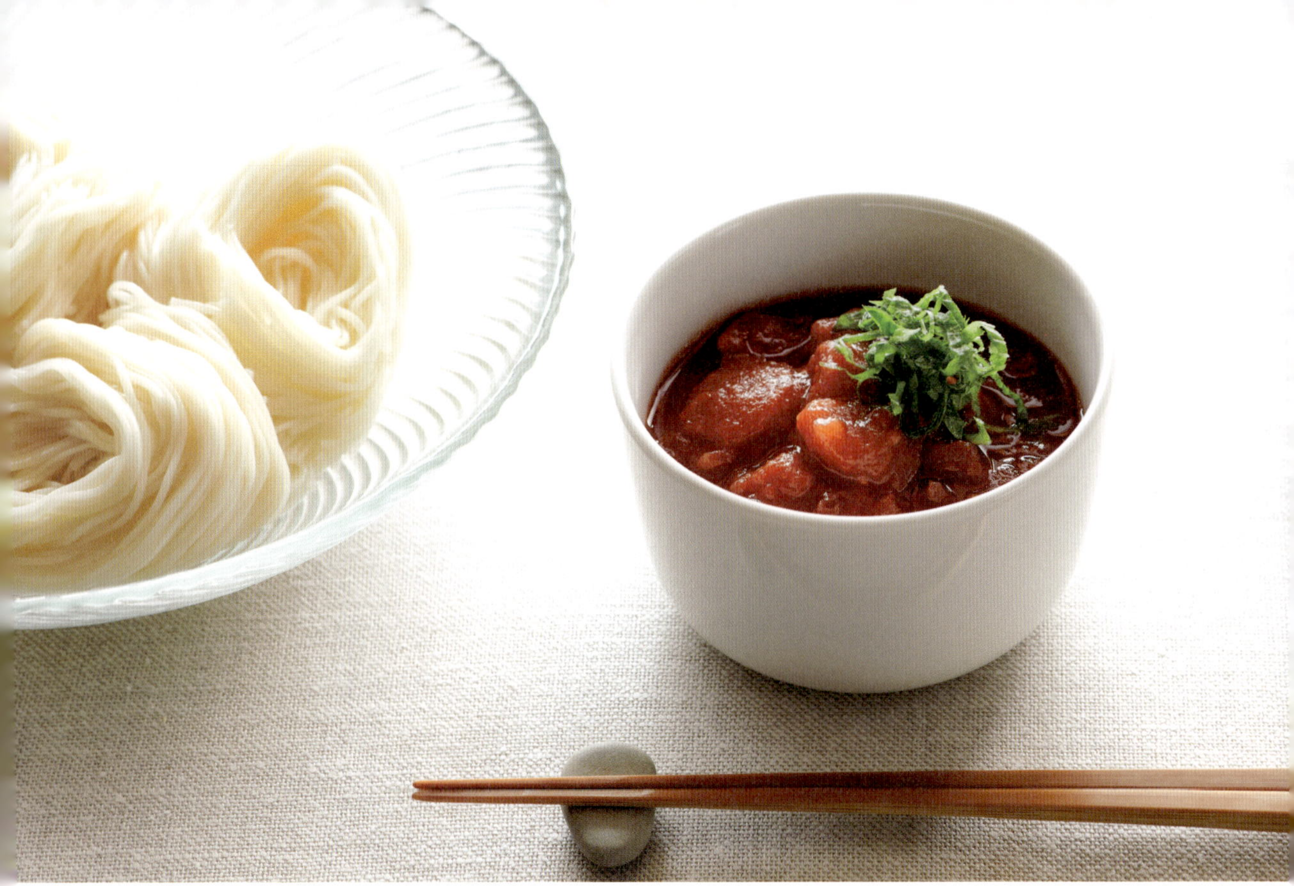

そうめんを
サラダ感覚で！

トマトそうめん

つけづゆにひとくふう。トマトのうま味でだしいらず。
しょうゆやみりんで味にメリハリをつけます。

材料［2人分］

そうめん …… 3束(乾150ｇ)
カットトマト缶詰め …… 1缶(400ｇ)
a しょうゆ …… 小さじ2
　砂糖 …… 小さじ1 2/3(５ｇ)
　みりん …… 小さじ1 1/2
　酒 …… 小さじ1
　削りガツオ …… 1/2袋(25ｇ)
青じそのせん切り …… ２枚分

１人分 332kcal　たんぱく質12.1ｇ　食塩相当量1.3ｇ

作り方

1 耐熱の器にaを入れ、ラップをふんわりとかけて電子レンジ(600W)で１分加熱する。あら熱がとれたらトマト缶を加えて混ぜる。

2 そうめんは袋の表示に従ってゆで、流水にとってもみ洗いし、ざるにあげて水けをきる。器に盛る。

3 1を小鉢に盛って青じそをのせ、2に添える。

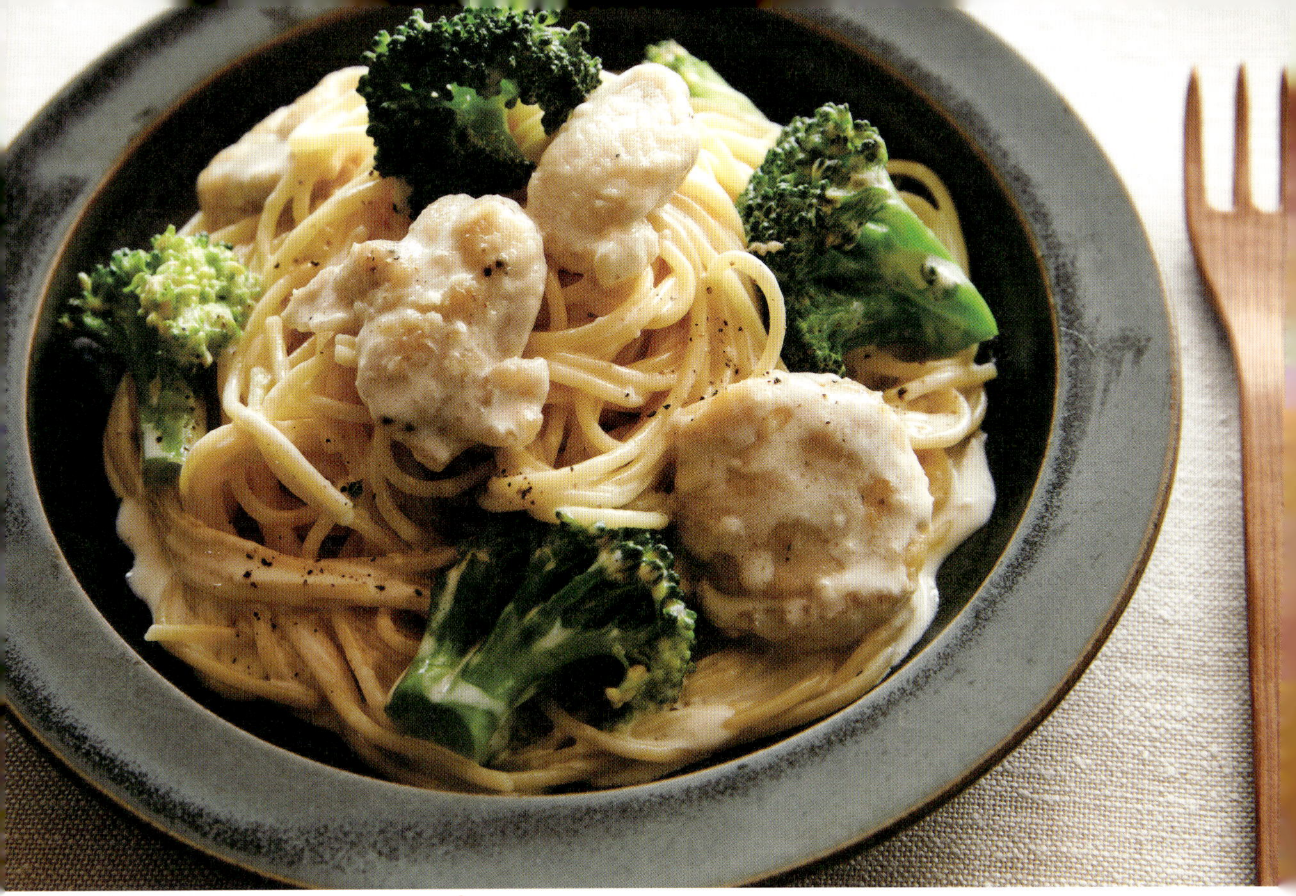

＼おいしく
エネルギー確保／

鶏肉とブロッコリーのクリームパスタ

淡泊な味の鶏肉に、まろやかなソースが好相性。
ブロッコリーはスパゲティといっしょにゆで上げます。

材料［2人分］

スパゲティ	乾200g
鶏胸肉	100g
塩	少量（0.3～0.5g）
こしょう	少量
小麦粉	小さじ1
ブロッコリー（小房に分ける）	150g
オリーブ油	大さじ1/2
白ワイン	1/4カップ
生クリーム	2/3カップ強（140g）
塩	少量（0.3～0.5g）
こしょう（好みで）	少量

1人分 758kcal　たんぱく質28.9g　食塩相当量3.2g

作り方

1 鶏肉は一口大のそぎ切りにし、塩とこしょうをふって小麦粉をまぶしつける。

2 なべに2ℓの水と塩大さじ1（分量外）を入れて煮立て、スパゲティをゆでる。ゆで上がり時間の2～3分前にブロッコリーを加える。ゆで湯1/4カップをとりおき、ざるにあげる。

3 フライパンにオリーブ油を中火で熱し、1を色が変わるまでいためる。白ワインを加え、煮立ったらブロッコリーを加えていため合わせる。

4 スパゲティのゆで湯と生クリームを加え混ぜ、3～4分煮て、塩で味をととのえる。火を消し、スパゲティを加えて混ぜ合わせる。

5 4を器に盛り、こしょうをふる。

朝食に、間食に
フレンチトースト

卵と牛乳で栄養アップ。パンの中までしっかりしみ込ませると、
ふんわりやわらかな食感に。

材料 [2人分]

フランスパン …………………… 1/2本(120ｇ)
- 卵 ……………………………… 1個
- 牛乳 …………………………… 3/5カップ[※1]
- 砂糖 …………………………… 大さじ1

バター ……………………………… 10ｇ

1人分 301kcal　たんぱく質10.8ｇ　食塩相当量1.2ｇ
※1 牛乳3/5カップ＝120mL（126ｇ）。

作り方

1 フランスパンは4等分の斜め切りにする。

2 卵は割りほぐしてバットなどに入れ、牛乳と砂糖を加え混ぜる。1を浸してしばらくおく（できれば1時間ほど。一晩おくとさらによい[※2]）。

3 フライパンにバターを中火でとかし、2を入れて火を弱め、焼き色がついたら上下を返してふたをし、焦がさないように蒸し焼きにして中まで火を通す。

※2 ここでしっかり、中まで卵液をしみ込ませると、やわらかい焼き上がりになる。

1枚で2つのおいしさ
ピザパン　ハーフ＆ハーフ

味や具をかえて。1枚で栄養価も満足度もアップです。

材料 [2人分]

食パン（6枚切り） ………………… 2枚(120ｇ)
- トマトケチャップ ………………… 小さじ2
- トマト …………………………… 50ｇ
- 玉ねぎ …………………………… 30ｇ
- ピーマン ………………………… 10ｇ

- マヨネーズ ……………………… 小さじ2
- ツナ油漬け缶詰め ……………… 小1/2缶(40g)
- とろけるチーズ ………………… 30ｇ

1人分 295kcal　たんぱく質13.0ｇ　食塩相当量1.6ｇ

作り方

1 トマトと玉ねぎはそれぞれ薄切りにする。ピーマンは種をくり抜いて薄い輪切りにする。ツナは缶汁をきる。

2 食パン1枚の半分にトマトケチャップの半量を塗り、その上に玉ねぎ、トマト、ピーマンを半量ずつ、順に重ねる。残りのスペースにはマヨネーズを半量塗り、ツナとチーズを半量ずつのせる。

3 2と同様に、もう1枚作る。

4 オーブントースターで5分ほど焼く。

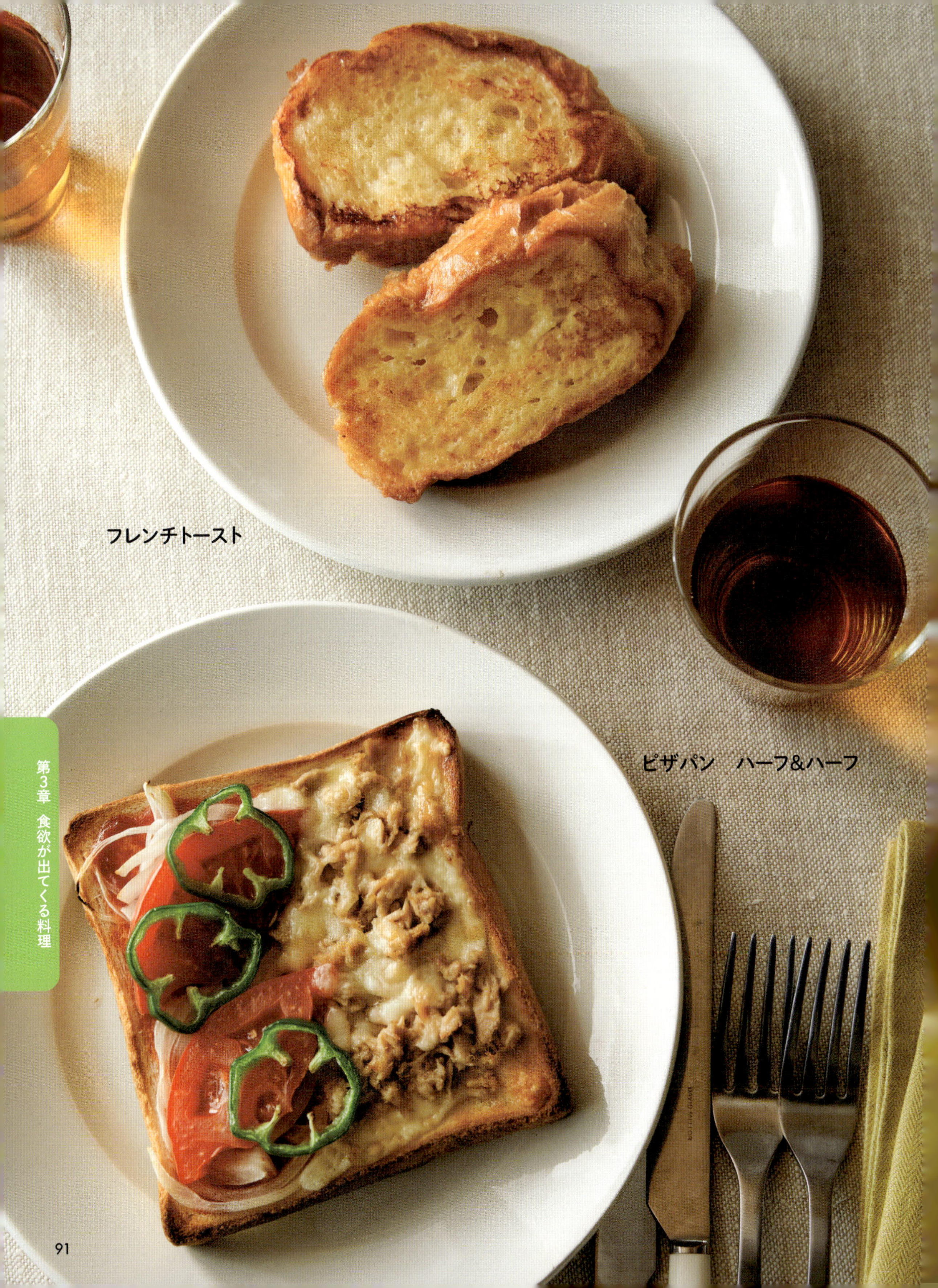

フレンチトースト

ピザパン　ハーフ&ハーフ

お好み焼き

ホットプレートで小さく焼きながら食べてもＯＫ。
ゆっくりよく噛《か》んで食べると消化を助けます。

材料 ［2人分］

キャベツ		200 g
豚バラ薄切り肉		120 g
a	薄力小麦粉	100 g
	卵	1個
	水	1/2カップ
	顆粒和風だし	大さじ1
	揚げ玉	大さじ1～2
サラダ油		大さじ2
お好み焼きソース		大さじ2
マヨネーズ		大さじ1
削りガツオ		1.5 g
青のり		少 量

１人分 658kcal　たんぱく質19.4 g　食塩相当量3.0 g

作り方

1 キャベツはあらみじん切りにする。

2 ボールにaを入れてなめらかに混ぜ合わせ、1を加え混ぜる。

3 フライパンに油を中火で熱し、2を丸く流し入れ、豚肉を広げてのせる。

4 焼き面がきつね色になったら裏返して焼き、豚肉がカリッとなったら再び裏返して焼き、中まで火を通す。

5 器に豚肉が上になるように盛り、ソースを塗ってマヨネーズをかけ、削りガツオと青のりを散らす。

＼ソース味があとを引く／

・写真は２人分

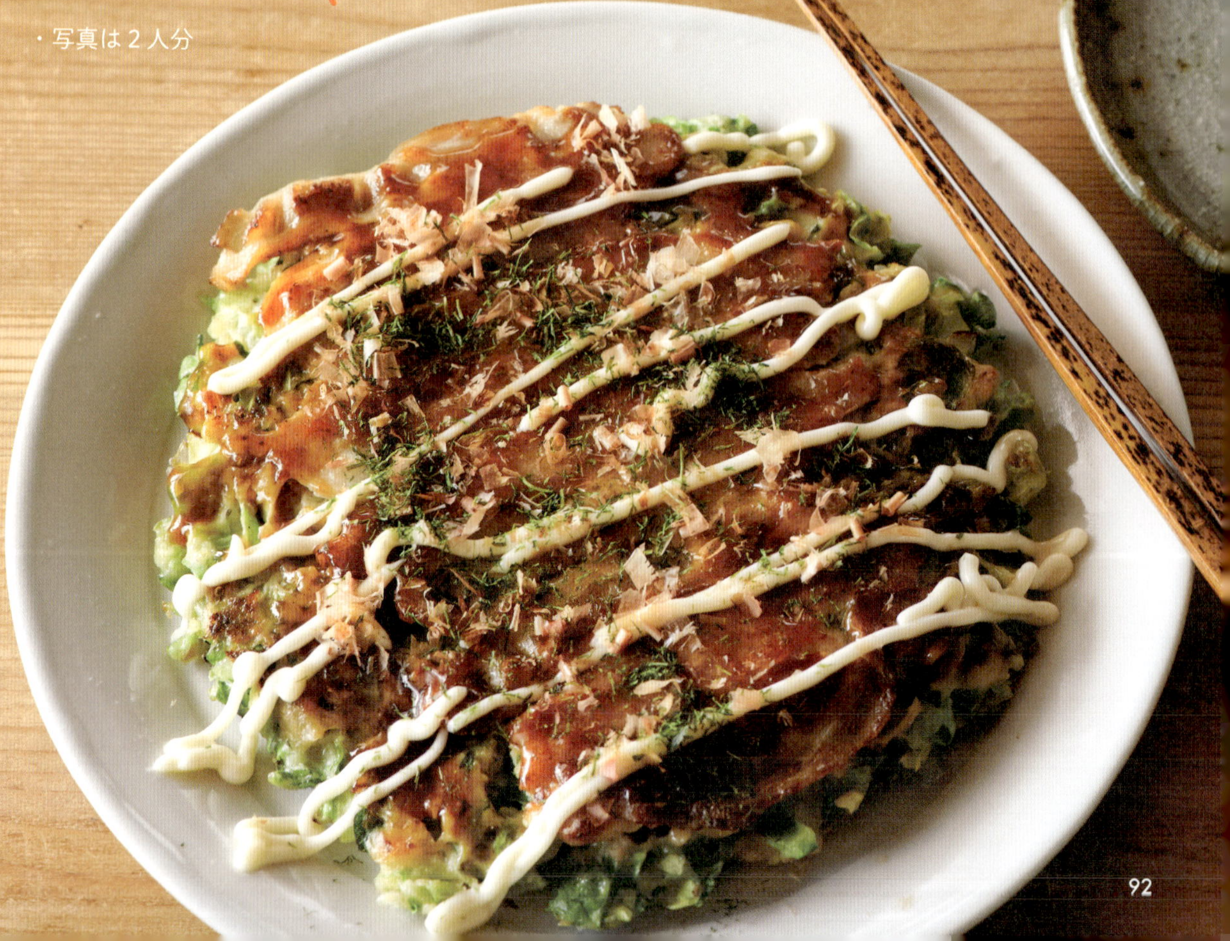

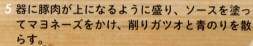

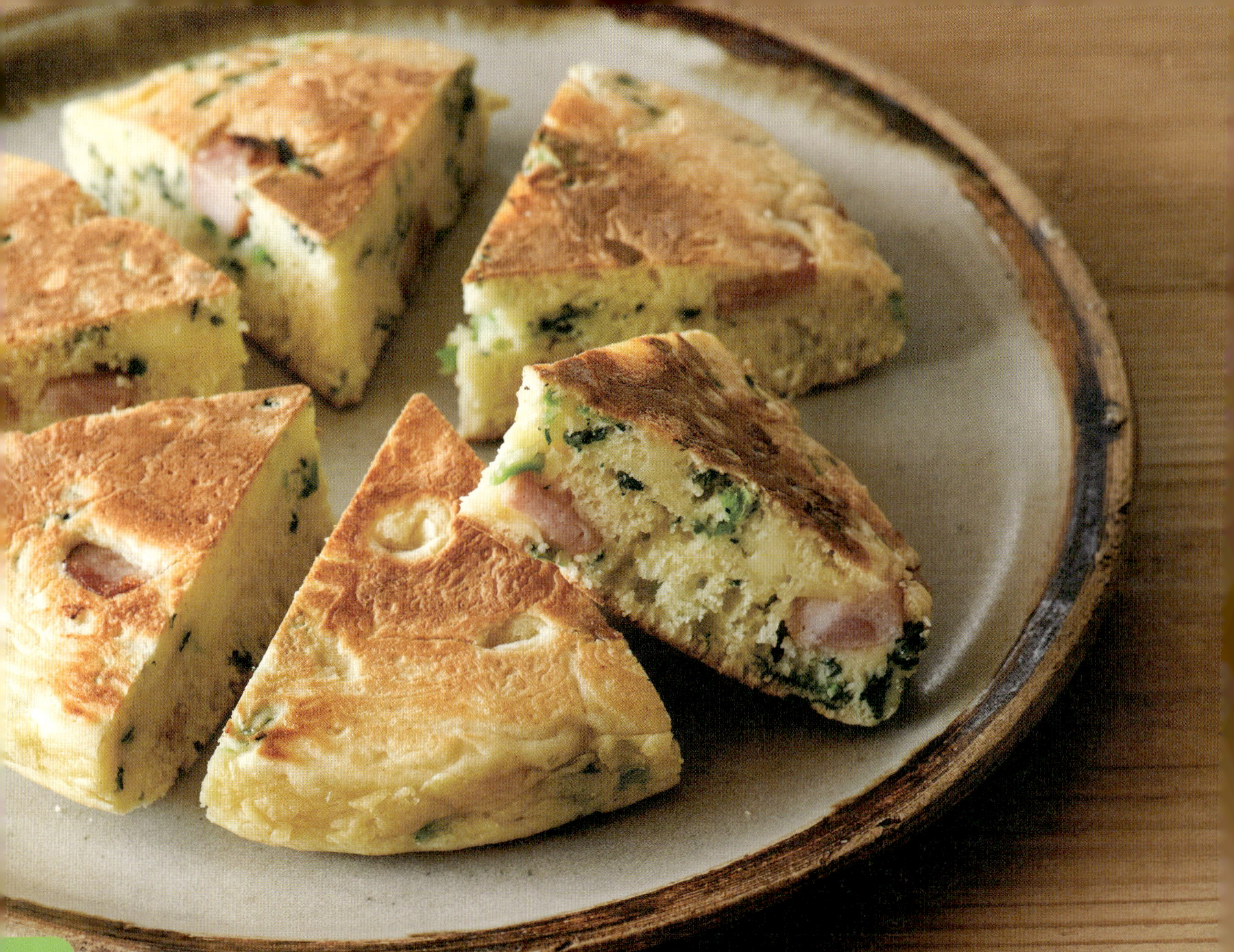

・写真は２人分

おやつだけでは もったいない

おかず系ホットケーキ

野菜とウインナ、チーズを具にしたホットケーキ。
ほのかに甘い生地に具の塩けが合います。

材料［2人分］

- 小松菜……50g
- ウインナソーセージ……2本(50g)
- プロセスチーズ……40g
- a
  - ホットケーキミックス……100g
  - 牛乳……1/4カップ弱(50g)
  - 卵(割りほぐす)……1/2個分
- サラダ油……大さじ1

1人分 412kcal　たんぱく質14.0g　食塩相当量1.6g

作り方

1. 小松菜はあらみじん切りにし、耐熱皿にのせてラップをふんわりとかけ、電子レンジ（600W）で１分加熱する。さめたら汁けを絞る。
2. ウインナとチーズは食べやすく切る。
3. ボールにaを入れてむらなく混ぜ合わせ、1と2を加え混ぜる。
4. フライパンに油を中火で熱し、3を丸く流し入れる。ふたをして２～３分焼き、裏返して同様に２～３分焼いて火を通す。
5. ６等分に切り分け、器に盛る。

一度にたくさん食べられないとき、
食欲がないときは、間食で栄養補給を。
作りやすさ、食べやすさも考慮した３品です。

たんぱく質もとれる！
デザート＆ドリンク

しっとり、もっちり

チーズ蒸しパン

ほのかな甘味とチーズの塩けで食欲アップ。
おいしく栄養がとれます。

材料［150mL容量の型5個分］

- 薄力小麦粉……………………………100ｇ
- ベーキングパウダー………………大さじ1/2
- 卵………………１個　砂糖……………50ｇ
- とろけるチーズ…………………………45ｇ
- 牛乳…………………………大さじ３ 1/3(50ｇ)
- サラダ油……………………………大さじ１ 2/3
- 生クリーム…………………………大さじ１ 1/3
- プロセスチーズ（1㎝角に切る）………40ｇ

１個分 236kcal　たんぱく質7.1ｇ　食塩相当量0.7ｇ

作り方

1 小麦粉とベーキングパウダーは合わせてふるう。

2 ボールに卵を割り入れて砂糖を加え、泡立て器で混ぜ合わせる。

3 耐熱容器にとろけるチーズと牛乳を入れ、電子レンジ（600W）でチーズがとろけるまで約30秒加熱する。油と生クリームを加えて混ぜる。

4 2に3を加えて混ぜ合わせ、1を加えてさっくりと混ぜる。

5 耐熱の型に紙カップを敷き入れ、4の生地をカップの八分目まで入れる。プロセスチーズを等分にのせる。

6 蒸気の上がった蒸し器で12〜15分蒸す。

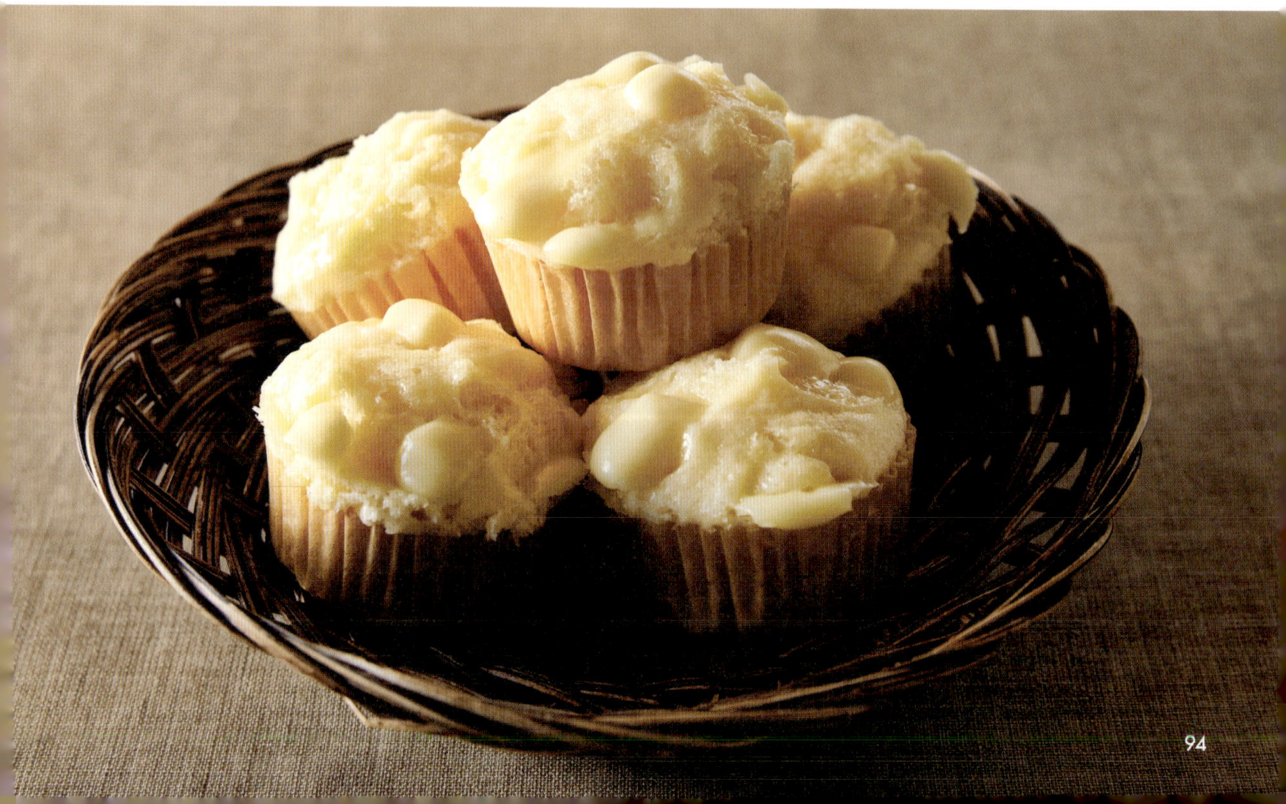

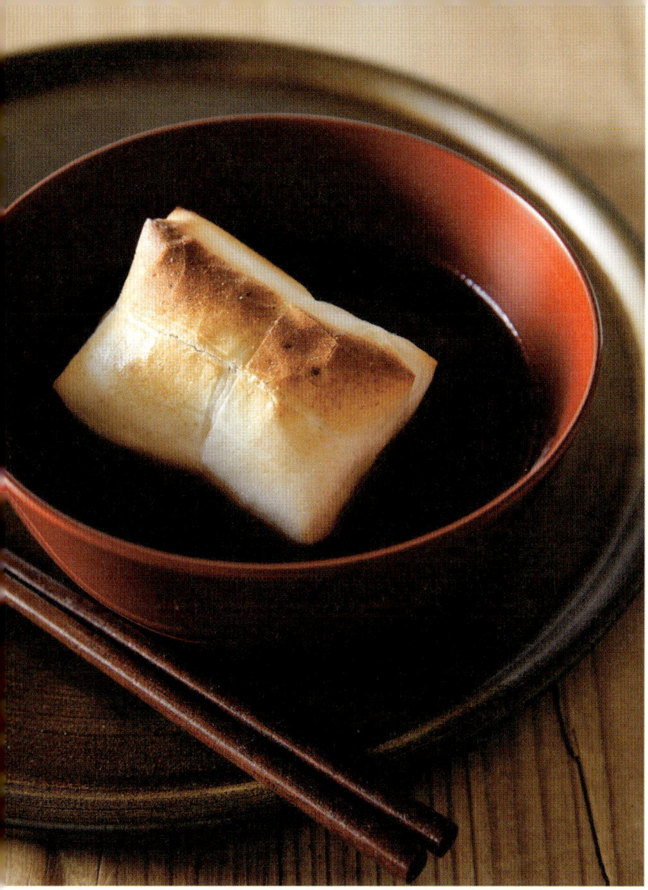

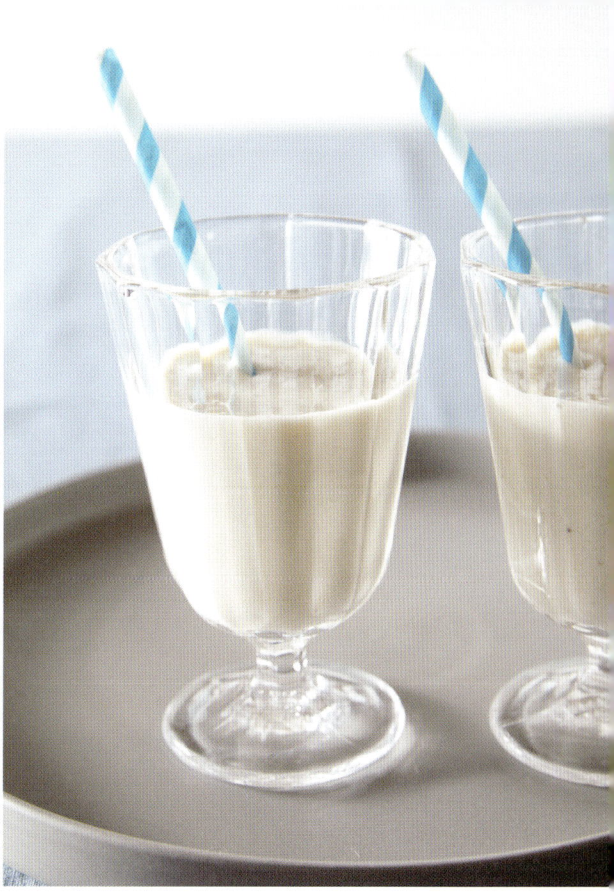

\さらさらと飲みやすい/

おしるこ

市販の、甘味がついたこしあんを使って手軽に。もちでエネルギーがアップします。

材料 [2人分]

切りもち ･･････････････････････ 2切れ(100g)

a
- こしあん(市販品) ･････････････････ 150 g
- 水 ･･････････････････････････ 1/2カップ
- 塩 ･･････････････････････ ミニスプーン1

1人分 259kcal　たんぱく質11.8 g　食塩相当量0.5 g

作り方

1 なべにaを入れて火にかけ、混ぜながら加熱して全体がなめらかになったら火を消す。

2 オーブントースターの天板にアルミ箔《はく》を敷き、切りもちを置いて、こんがりと焼く。

3 器に1を盛り、2を入れ、からめながら食べる（1のなべに2を入れ、中火でひと煮立ちさせてもよい）。

\朝食にもおすすめ/

バナナスムージー

バナナとヨーグルト、牛乳で、ヘルシーだけど食べごたえあり。カルシウムもたっぷりです。

材料 [2人分]

バナナ ･････････････････････････ 1本(100 g)

プレーンヨーグルト ･････････････････････ 80 g

牛乳 ････････････････････ 1/2カップ(105 g)

はちみつ[※1] ･････････････････････････ 大さじ1

レモン果汁[※2] ････････････････････････ 小さじ1

1人分 134kcal　たんぱく質3.8 g　食塩相当量0.1 g

※1 砂糖大さじ1でもよい。

※2 レモン果汁のかわりにココアパウダー小さじ1にすると、チョコバナナスムージーになる。

作り方

1 バナナは皮をむき、適当な大きさに切ってミキサーに入れる。

2 そのほかの材料をミキサーに入れ、なめらかになるまで攪拌《かくはん》する。

たんぱく質摂取の重要性を意識し、筋トレも自主的に行なう

Aさん　女性・75歳

膵臓がん（外来で化学療法）
体重　40kg（BMI 16.2）
悪液質　重度の低栄養

必要栄養量
エネルギー　1200～1400kcal
たんぱく質　50～60g

- 膵臓がんの手術後、再発のため、外来で化学療法を受けている。
- 糖尿病あり（血糖コントロール良好）。
- 息子さんと2人暮らし。娘さんは結婚して家を出ている。

1食あたりの食事量が少ない原因は…

食事内容の聞きとり調査をしたところ、Aさんは、1食あたりの食事量が少ないことがわかりました。また、化学療法を受けたあとの5日間は食事がおいしくない（味を感じにくく、味覚障害のおそれあり）、揚げ物で下痢をしやすい、牛乳を飲むと下痢をしやすい（乳糖不耐症のおそれあり）の悩みもありました。

さらに、市販の調理ずみ食品は好まず、なるべく自分で調理して食べたいという希望を強く持っていました。

自分で料理を作って食べたい気持ちをたいせつに

食事量が少ないことに対しては「頻回食」にすることを、また、栄養を補うために栄養補助食品を利用することを提案しました。

頻回食とは、朝昼夕の1日3食に加えて間食を1～2回とることです。栄養補助食品については乳糖不耐症のおそれがあったため、牛乳ベースではない市販のものを紹介しました。たとえば、エネルギー補給ゼリー（商品名「.inゼリー」「カロリーメイトゼリー」など）です。栄養補助食品は、薬をのむときや体調不良で食事がとれないときな

ども利用していました。

自分で料理を作って食べたいという要望に対しては、月に一度の栄養指導時に、高栄養で食べやすく、Aさんの好みに合った食材や料理をいっしょに考える時間を持ちました。Aさんが食べやすいと感じる料理や食材は、卵とじ肉うどん、焼きザケ、豆腐、ちりめんじゃこ、厚揚げ、ヨーグルト、炭酸飲料、グミなど。料理はシンプルで、簡単に作って食べられるものが多くあげられました。

管理栄養士と話す中で Aさんが意識したこと

Aさんは管理栄養士とくり返し話す中で、たんぱく質の摂取を自然に意識するようになりました。さらに、簡単な筋トレも自主的にとり入れられるようになりました。

その結果、体重は元の40kgを維持することができ、最低限の家事を続けることも可能になりました。栄養指導を通じて、Aさんは、食べられる食材や料理の幅が広がり、満足度が上がったようです。必要栄養量が確保しやすくもなりました。

また、娘さんと外食するときは雰囲気が変わるためか、ふだんは避けている揚げ物もおいしく食べられるとのことでした。

食べたいのに食べられない「食の苦悩」が解消

Bさん 女性・55歳

胃がん、食道がん（胃を全摘出）
体重　48kg（BMI 19.2）
悪液質なし　低栄養なし

必要栄養量
エネルギー　1500～1700kcal
たんぱく質　65～70g

・退院半年後に悪液質・低栄養の状態に。
・会社員。夫と2人暮らし。

すぐにおなかがいっぱいに… 退院後の悩み

Bさんは、胃全摘手術前は食事を早く食べる傾向がありました。そこで退院時の栄養指導では、食事は20～30分かけてゆっくり食べましょうとお話ししました。また、一度に充分な量を食べられるようになるまでは、1日3食を5～6回に分けて食べる「分割食」にすることを提案しました。

さらに、消化がよいものをよく噛《か》んで食べること、必要栄養量を満たすために、ごはんやパン、めんなどをしっかりとってエネルギーを確保すること、肉や魚、大豆・大豆製品、牛乳や卵などのたんぱく質食品を食べることをアドバイス。それらを優先的にとったあとで野菜や果物をとることをお伝えしました。

Bさんは1日5食の分割食を続けましたが、すぐにおなかがいっぱいになってしまうため、1日の必要栄養量の確保がむずかしい様子でした。そのため、退院から半年後には、体重が6kgも減って42kgに。悪液質や低栄養の状態が認められました。

栄養補助食品をとり入れて体重減少がストップ

食事の聞きとりから、Bさんは肉や魚がパサパサして飲み込みにくく、1日あたりのたんぱく質摂取量が少ないことがわかりました。また、朝食と昼食を簡単にすませる傾向がありました。その改善のため、朝食に卵料理を追加する、昼食のスープに鶏肉を入れるなど、たんぱく質をとるための具体的なくふうをお伝えしました。肉や魚料理がパサパサに感じる対策としては、煮魚にしたり、あんかけにしたりなどの調理法をアドバイスしました。たんぱく質補給の面では、大豆製品、卵、乳製品などで補うこともおすすめしました。

さらに、分割食の1～2食を栄養補助食品※にしたところ、摂取栄養量アップに効果がありました。Bさんは、朝食と昼食の間、昼食と夕食の間に栄養補助食品をとりました。

手術後は体重が減るのは仕方がないと考えるかたが多くいます。医師ですら「体重は減るものだ」と患者さんに話すケースもあります。そのため、Bさんのように、栄養補助食品をスムーズに受け入れることができるかたは、多くはありません。

薬の利用で楽に食べられるようになる

Bさんの、食欲が湧《わ》かない、すぐにおなかがいっぱいになるという悩みに対しては、がん悪液質による食欲不振と体重減少の改善を目的とする薬（エドルミズ®）を服用してもらいました。その結果、食欲はあまり変わりませんでしたが、楽に食べられるようになったとBさん。チーズ、果物、ヨーグルトが食べやすいとのことでした。

Bさんはその後、食べる量が増えて体重も増加しました。たまに友人と外食にいくと、環境の変化でよく食べられるとのことでした。さらに筋力（握力）や筋肉量も増加。食べなければとわかっていても食べられない「食の苦痛」も改善されたようでした。

※栄養補助食品には処方箋が必要なものと市販品がある。処方箋が必要なものはエンシュア®・H（アボット）、イノラス®（大塚製薬工場）など。市販品はメイバランスMiniカップ®（明治）、クリミール（クリニコ）など。

体験談

早期の栄養サポートで治療に伴う食事量の減少に備える

Cさん　男性・37歳

血液がん（骨髄移植）
体重　82kg（BMI 24.9）

必要栄養量
エネルギー　2000～2200kcal
たんぱく質　80～90g

・入院時の体重は82kg、100日後の造血幹細胞移植時は78kg、さらに90日後の退院時は72kgと減少した。

入院後すぐの栄養サポートで必要な栄養量を認識

Cさんは急性骨髄性白血病と診断されて入院。クリーンルームで過ごし、約100日後に造血幹細胞移植、移植から約90日後に退院となりました。

入院後すぐに、しっかり栄養をとる必要性をお伝えすることができました。ただ、Cさんにとって病院食は食べ慣れない料理が多く、口に合わない様子だったので、造血幹細胞移植までの期間は病院食に加えて、持ち込みの食べ物で必要栄養量を確保するようにしました。においの少ない、あっさりとしたものが食べやすいとのことだったので、そうめん、パン、牛乳、チーズ、ヨーグルト、野菜ジュース、果物の缶詰め、ゼリー、プリン、栄養補助食品などを病院食に組み合わせました。主食もごはんのにおいが気になって食べられず、パンにしました。

このようにくふうして、病院食も全量を食べることができました。

おいしいと感じる栄養補助食品との出会い

Cさんは食事だけで必要栄養量が確保できましたが、体重減少が見られました。入院中は活動量が少なく、筋肉量が減少した影響が大きく出てしまいました。造血幹細胞移植後はさらに、口の中の痛みと胃の痛みで食事量が低下し、ゼリーやプリンしか食べられない状態が続いたため、高エネルギー輸液を中心静脈から挿入する「中心静脈栄養」を併用することになりました。

しかし、感染のために一時的に中心静脈栄養が使用できなくなり、さまざまな味の栄養補助食品を試したところ、コーヒー味が好みに合いました。それをきっかけに、少しずつ、口から食事がとれるようになりました。

外食・中食のエネルギー＆たんぱく質ガイド

おもな外食メニュー、お総菜やコンビニ食の
エネルギーとたんぱく質量をご紹介します。
外食だと雰囲気が変わるので、いつもより食べられる、という人もいます。
食べられるものをおいしく食べて栄養補給をしましょう。

定食

アジの塩焼き定食

519kcal
たんぱく質28.3g
食塩相当量5.1g

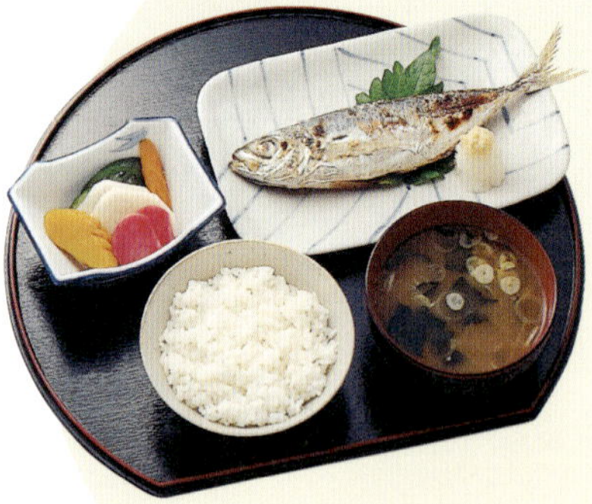

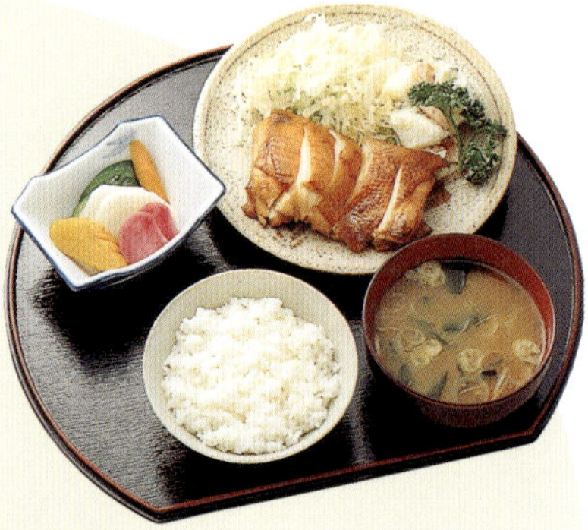

鶏肉の照り焼き定食

748kcal
たんぱく質37.3g
食塩相当量6.1g

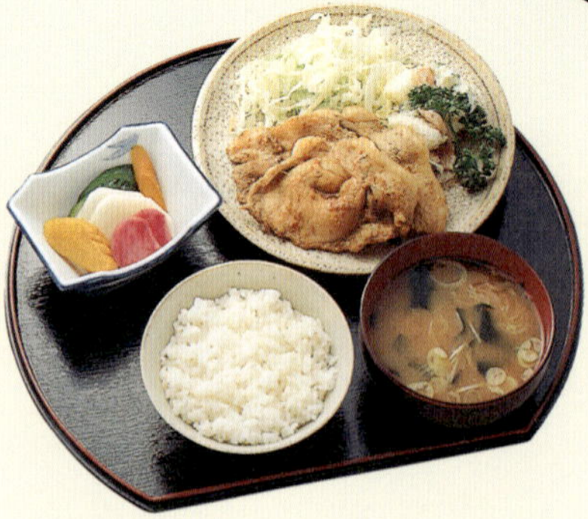

豚肉のしょうが焼き定食

823kcal
たんぱく質29.7g
食塩相当量5.7g

ごはんもしっかり食べたい！

ごはんなどの穀類はエネルギー源としてたいせつですが、ミネラルやビタミン、食物繊維などの供給源にもなります。

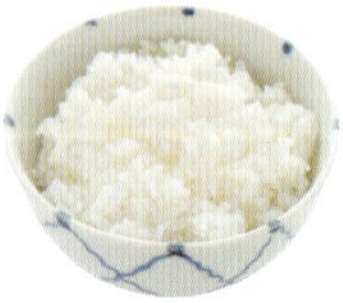

ごはん・普通盛り
(150g)

234kcal
たんぱく質3.0g
食塩相当量0g

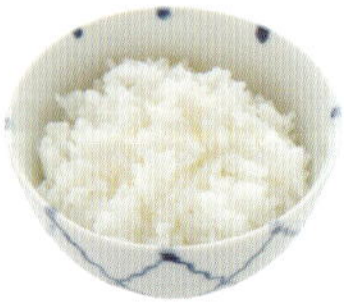

ごはん・小盛り
(120g)

187kcal
たんぱく質2.4g
食塩相当量0g

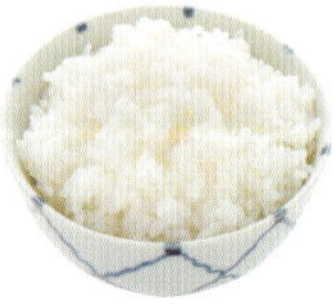

ごはん・大盛り
(200g)

312kcal
たんぱく質4.0g
食塩相当量0g

・定食のごはんは「普通盛り」で計算

すし

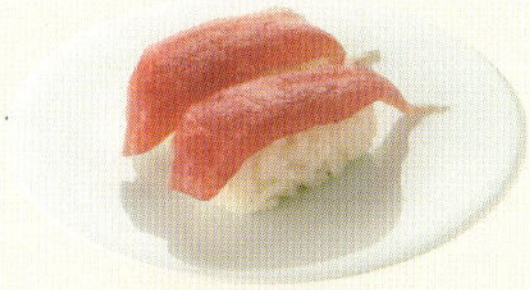

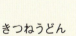

マグロ

65kcal
たんぱく質4.5g
食塩相当量0.5g

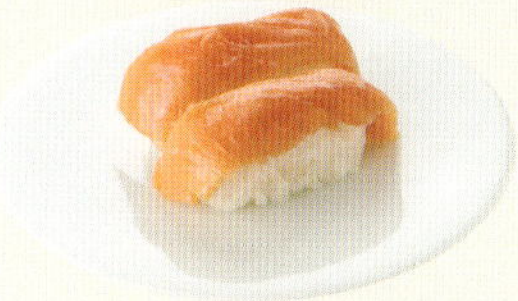

サーモン

80kcal
たんぱく質3.2g
食塩相当量0.5g

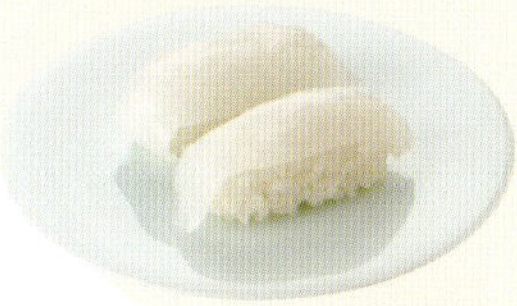

イカ

54kcal
たんぱく質2.1g
食塩相当量0.5g

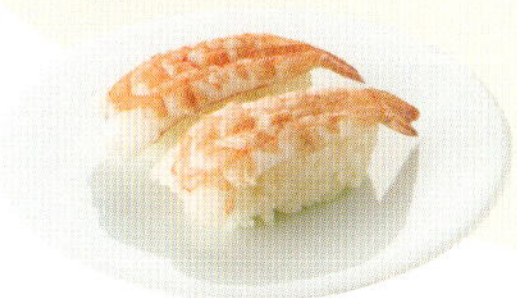

エビ

59kcal
たんぱく質3.3g
食塩相当量0.4g

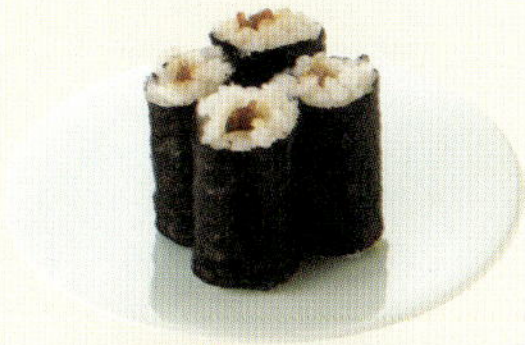

かんぴょう巻き

125kcal
たんぱく質1.9g
食塩相当量1.3g

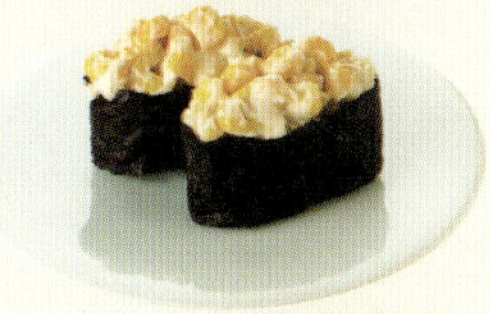

コーン軍艦

90kcal
たんぱく質1.3g
食塩相当量0.7g

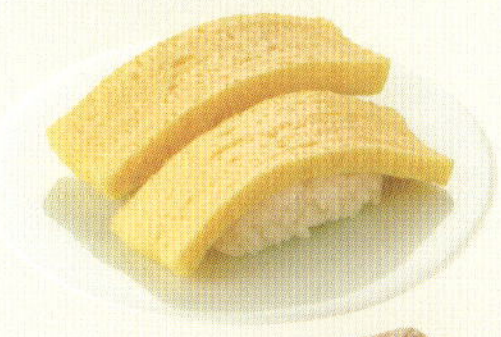

卵焼き

91kcal
たんぱく質3.6g
食塩相当量0.9g

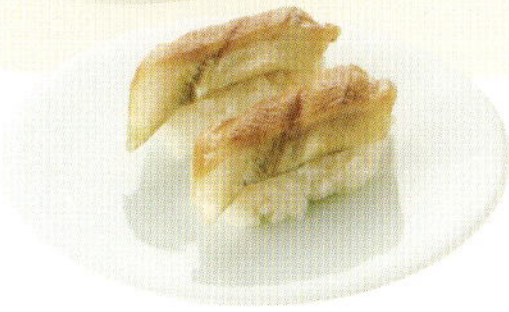

アナゴ

65kcal
たんぱく質2.1g
食塩相当量0.6g

うどん

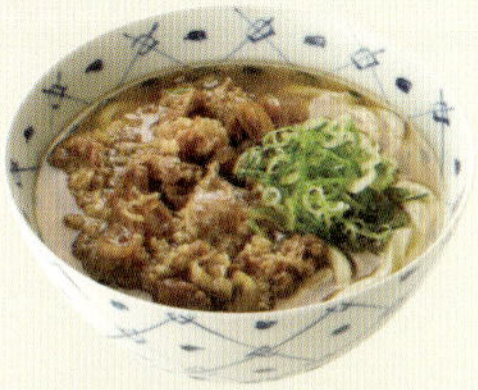

肉うどん

643kcal
たんぱく質26.6g
食塩相当量7.5g

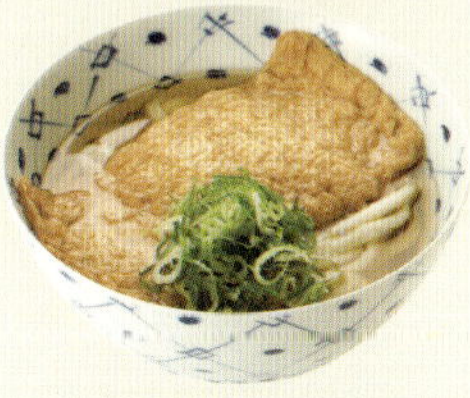

きつねうどん

451kcal
たんぱく質13.6g
食塩相当量5.3g

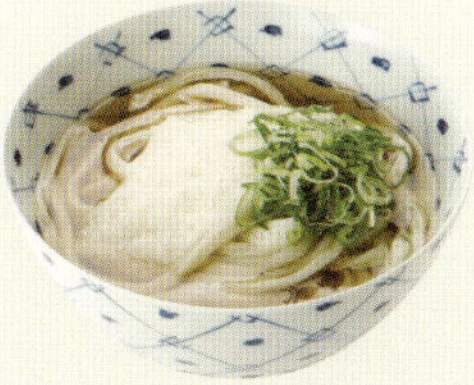

とろろうどん

359kcal
たんぱく質8.7g
食塩相当量4.6g

そば

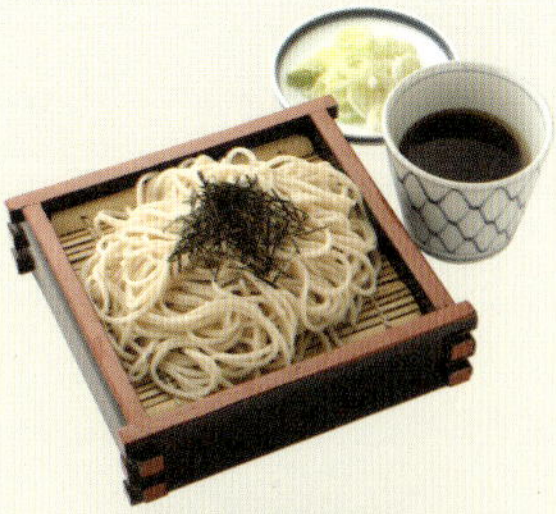

ざるそば

284kcal
たんぱく質10.0g
食塩相当量2.7g

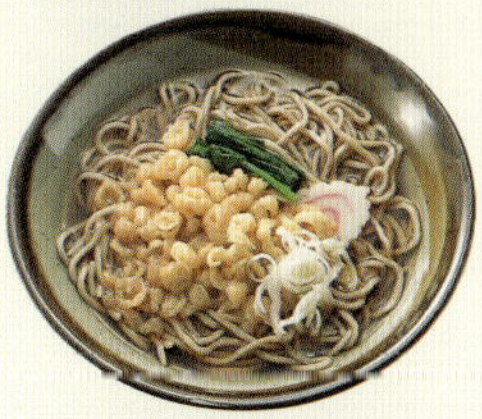

たぬきそば

399kcal
たんぱく質12.8g
食塩相当量4.7g

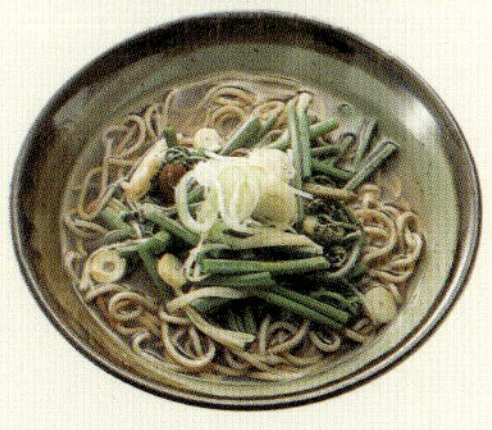

山菜そば

337kcal
たんぱく質12.7g
食塩相当量4.6g

出典：月刊誌『栄養と料理』2023年11月号、『外食・コンビニ・惣菜のカロリーガイド』、
『エネルギー早わかり　第５版』（いずれも女子栄養大学出版部）

スパゲティ

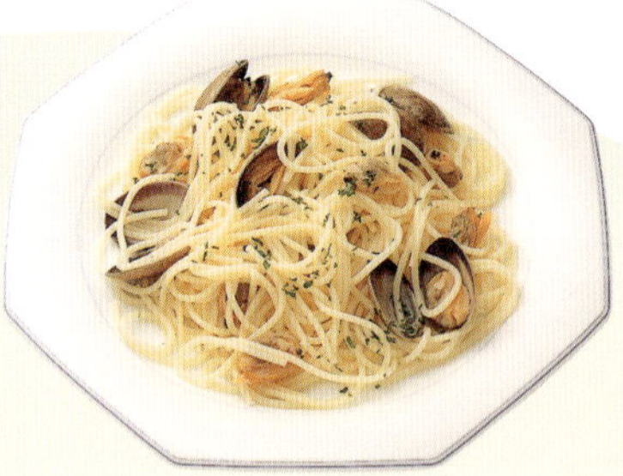

ボンゴレスパゲティ
567kcal
たんぱく質16.1g
食塩相当量4.8g

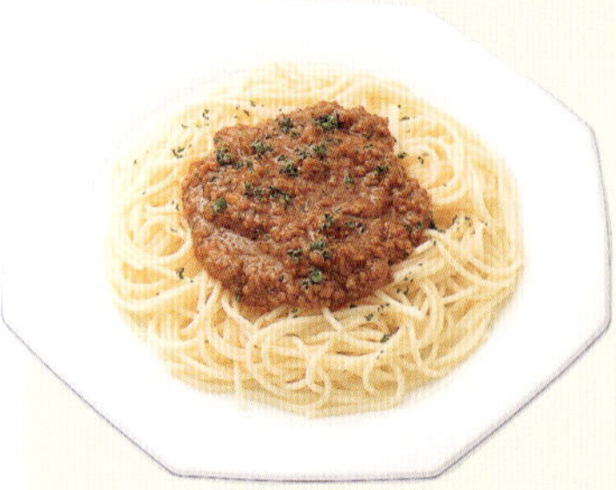

ミートソーススパゲティ
652kcal
たんぱく質22.7g
食塩相当量4.4g

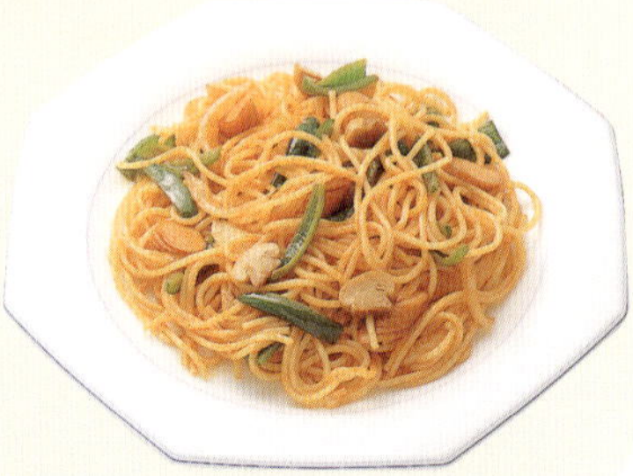

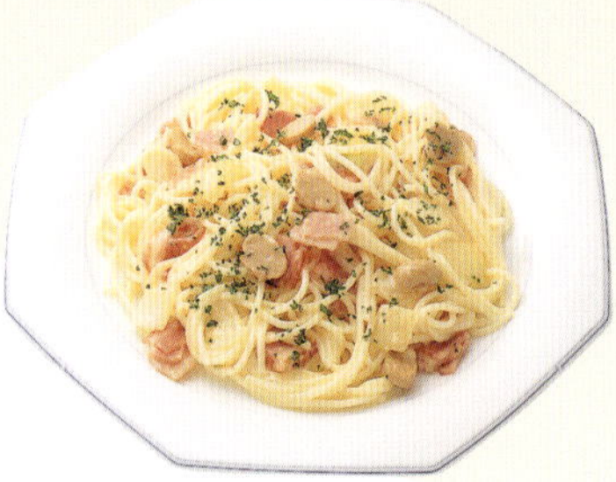

カルボナーラスパゲティ
870kcal
たんぱく質26.2g
食塩相当量4.8g

ナポリタンスパゲティ
731kcal
たんぱく質18.7g
食塩相当量4.8g

ハンバーガー

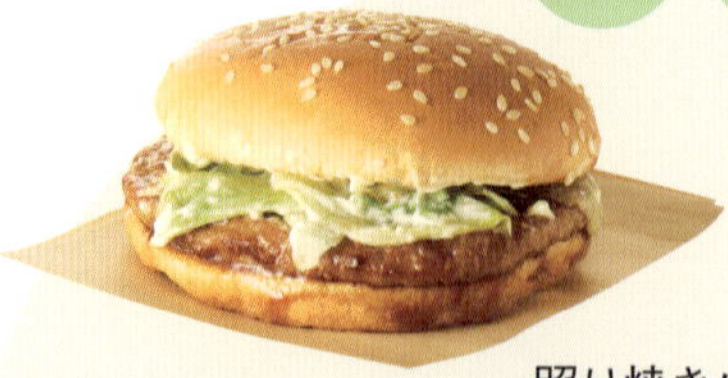

ベーコンレタス
バーガー
370kcal
たんぱく質18.1g
食塩相当量2.1g

照り焼きバーガー
487kcal
たんぱく質15.4g
食塩相当量2.1g

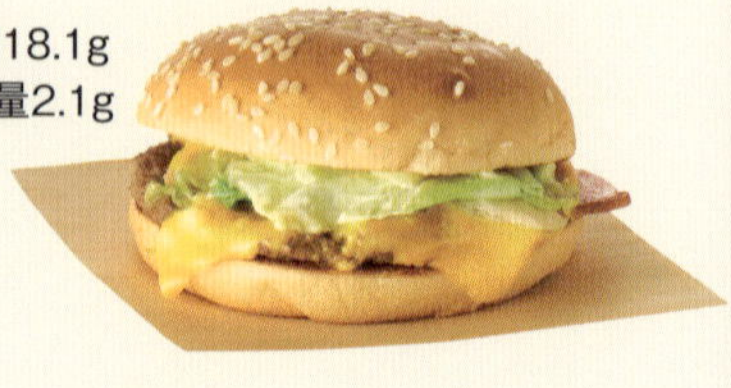

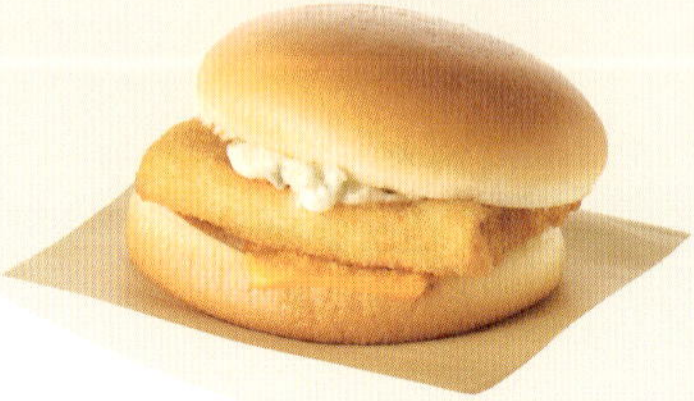

フィッシュバーガー
336kcal
たんぱく質14.7g
食塩相当量1.7g

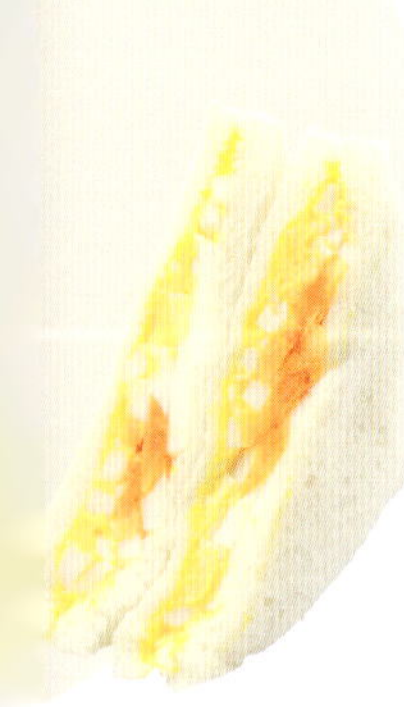

出典：月刊誌『栄養と料理』2023年11月号・2024年３月号、
『外食・コンビニ・惣菜のカロリーガイド』（いずれも女子栄養大学出版部）

韓国 台湾料理

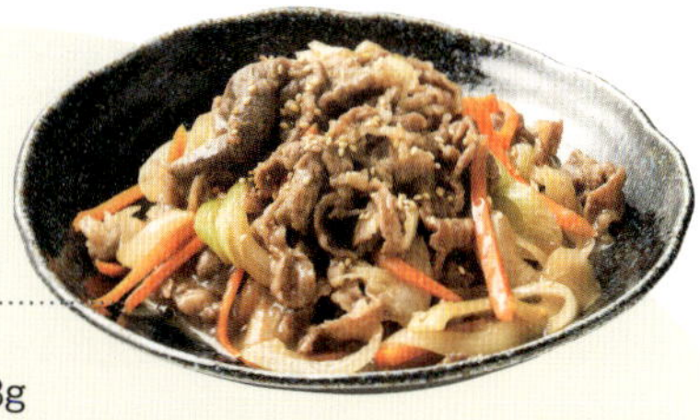

プルコギ

389kcal
たんぱく質19.8g
食塩相当量2.0g

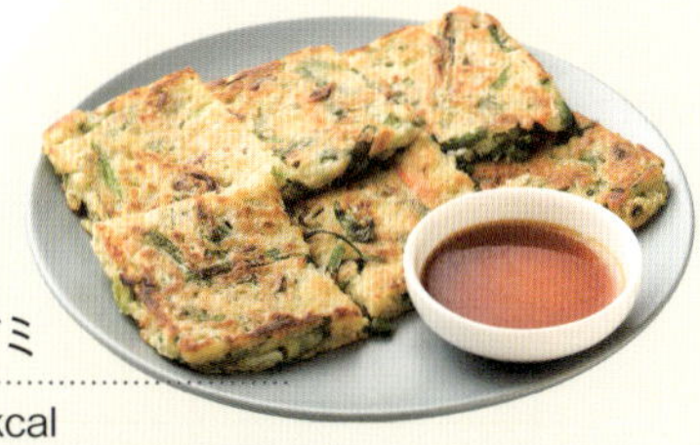

チヂミ

283kcal
たんぱく質12.9g
食塩相当量2.3g

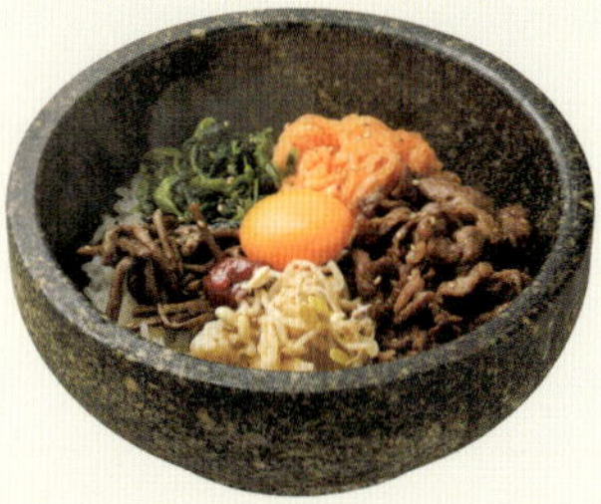

石焼きビビンパ

731kcal
たんぱく質21.9g
食塩相当量3.1g

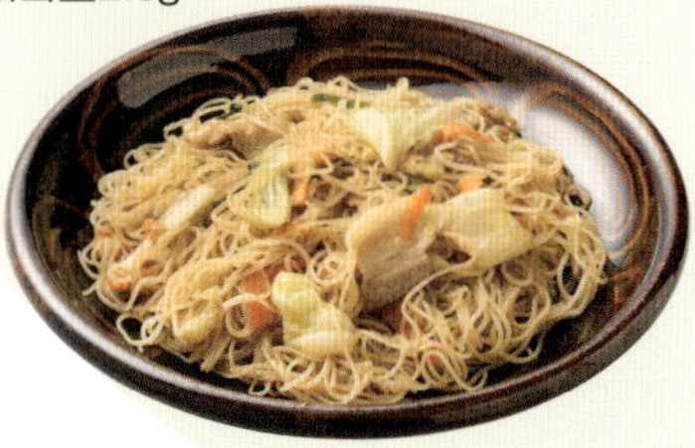

焼きビーフン

282kcal
たんぱく質4.0g
食塩相当量2.6g

コンビニ

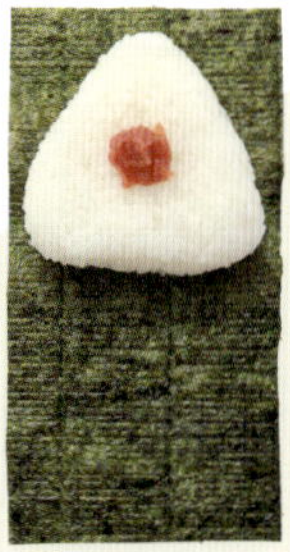

梅おにぎり

164kcal
たんぱく質3.2g
食塩相当量1.1g

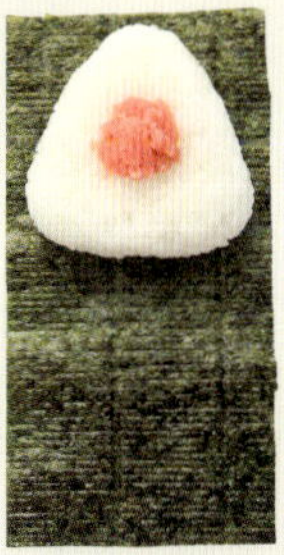

明太《めんたい》子《こ》おにぎり

170kcal
たんぱく質4.3g
食塩相当量1.2g

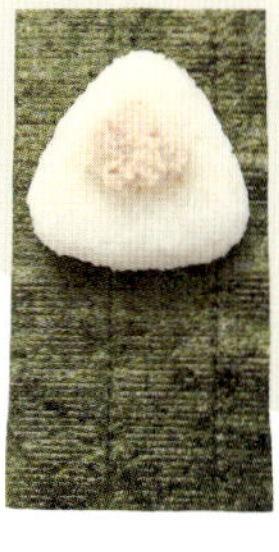

ツナマヨおにぎり

198kcal
たんぱく質4.2g
食塩相当量1.0g

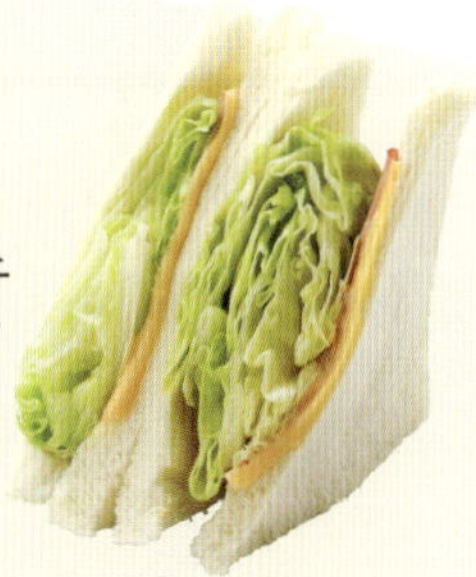

ハムチーズサンドイッチ

190kcal
たんぱく質7.4g
食塩相当量1.3g

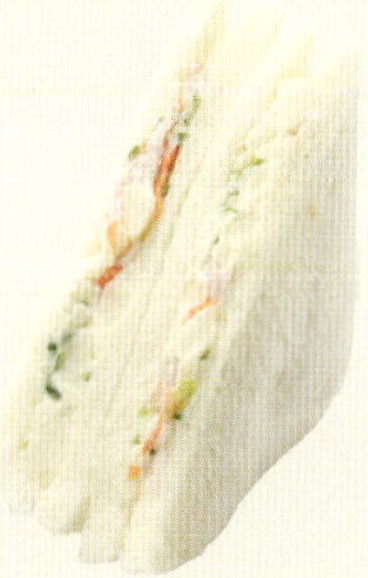

ポテトサンドイッチ

246kcal
たんぱく質5.3g
食塩相当量1.5g

卵サンドイッチ

281kcal
たんぱく質10.5g
食塩相当量1.3g

栄養成分値一覧

・「日本食品標準成分表 2020 年版（八訂）」（文部科学省）に基づいて算出しています。
・食品成分のデータがない食品は、それに近い食品（代用品）で算出しました。
・たんぱく質は「アミノ酸組成によるたんぱく質」、そのデータがないものは「たんぱく質」のデータを用いて算出しました。
・脂質は「脂肪酸のトリアシルグリセロール当量」、そのデータがないものは「脂質」のデータを用いて算出しました。
・炭水化物は「利用可能炭水化物（質量計）」、あるいは「差引き法による利用可能炭水化物」のデータを用いて算出しました。
・ビタミンAは「レチノール活性当量」のことです。
・特に記載がない場合は、１人分あたりの成分値です。

掲載	料理名	エネルギー	たんぱく質	脂質	炭水化物	食物繊維総量	カルシウム	鉄	亜鉛	ビタミンA	ビタミンD	ビタミンB_1	ビタミンB_2	ビタミンB_6	ビタミンC	食塩相当量
ページ		kcal	g	g	g	g	mg	mg	mg	μg	μg	mg	mg	mg	mg	g
32	スクランブルエッグ	129	10.4	8.6	3.0	0	45	1.6	0.8	111	2.9	0.05	0.21	0.08	0	0.8
32	ブロッコリーのスープ	29	3.3	0.4	4.4	1.5	29	0.5	0.3	25	0.1	0.05	0.08	0.11	42	2.0
32	トースト	149	5.3	2.5	27.8	2.5	13	0.3	0.3	0	0	0.04	0.03	0.02	0	0.7
32	ジャムヨーグルト	65	3.6	3.0	7.1	0	120	0	0.4	33	0	0.04	0.14	0.04	1	0.1
1日 1600kcal の献立 朝食合計		372	22.6	14.5	42.3	4.0	207	2.4	1.8	169	3.0	0	0	0	43	3.6
33	中華丼	519	18.9	17.9	72.9	5.3	70	1.1	3.3	186	0.2	0.57	0.26	0.43	31	1.4
33	りんご	14	0.1	0.1	4.1	0.5	1	0	0	1	0	0.01	0	0.01	2	0
1日 1600kcal の献立 昼食合計		533	19.0	18.0	77.0	5.8	71	1.1	3.3	187	0.2	0.58	0.26	0.44	33	1.4
34	ブリの照り焼き	279	17.7	21.1	6.5	0	7	1.1	0.6	40	6.4	0.19	0.30	0.35	2	1.7
34	とうがんのひき肉あんかけ	133	5.1	5.5	12.9	1.3	25	0.6	0.4	7	0	0.03	0.07	0.16	39	2.1
34	小松菜としめじのお浸し	32	2.8	0.3	4.9	1.7	104	1.9	0.3	156	0.2	0.09	0.12	0.10	23	1.0
34	ごはん	234	3.8	0.5	55.7	2.3	5	0.2	0.9	0	0	0.03	0.02	0.03	0	0
1日 1600kcal の献立 夕食合計		678	29.4	27.4	80.0	5.3	141	3.8	2.2	203	6.6	0.34	0.51	0.64	64	4.8
1日 1600kcal の献立 1日合計		1583	71.0	59.9	199.3	15.1	419	7.3	7.3	559	9.8	1.10	1.23	1.33	140	9.8

掲載	料理名	エネルギー	たんぱく質	脂質	炭水化物	食物繊維総量	カルシウム	鉄	亜鉛	ビタミンA	ビタミンD	ビタミンB_1	ビタミンB_2	ビタミンB_6	ビタミンC	食塩相当量
ページ		kcal	g	g	g	g	mg	mg	mg	μg	μg	mg	mg	mg	mg	g
35	卵おにぎり	399	10.8	8.7	70.0	2.9	30	1.0	1.6	117	1.9	0.07	0.21	0.09	1	1.1
35	ほうれん草の砂糖じょうゆあえ	20	2.2	0.3	3.3	2.2	40	1.7	0.6	280	0	0.09	0.16	0.12	28	0.2
35	豆腐のあんかけ汁	82	5.7	2.7	9.4	2.0	70	1.5	0.6	6	0.3	0.16	0.10	0.10	3	2.2
1日 1800kcal の献立 朝食合計		501	18.7	11.7	82.7	7.1	140	4.2	2.8	403	2.2	0.32	0.47	0.31	32	3.5
36	サケのムニエル タルタルソースかけ	270	24.5	17.2	8.2	1.7	30	0.9	0.8	78	33.1	0.32	0.22	0.53	41	1.0
36	ミニトマトとアボカドのごまじょうゆあえ	76	1.6	5.8	6.4	2.5	10	0.5	0.4	42	0	0.08	0.09	0.15	20	0.4
36	ごはん	234	3.8	0.5	55.7	2.3	5	0.2	0.9	0	0	0.03	0.02	0.03	0	0
36	キウイヨーグルト	59	2.3	1.6	10.6	1.3	73	0.2	0.3	19	0	0.03	0.08	0.08	36	0.1
1日 1800kcal の献立 昼食合計		639	32.2	25.1	80.9	7.8	118	1.8	2.4	139	33.1	0.46	0.41	0.79	97	1.5
37	すき焼き風冷やしうどん	566	26.8	26.6	61.6	7.6	58	2.2	5.8	7	0.4	0.26	0.40	0.47	6	3.4
37	オレンジ	29	0.5	0.1	7.1	0.6	14	0.1	0.1	7	0	0.04	0.02	0.04	36	0
1日 1800kcal の献立 夕食合計		595	27.3	26.7	68.7	8.2	72	2.3	5.9	14	0.4	0.30	0.42	0.51	42	3.4
1日 1800kcal の献立 1日合計		1735	78.2	63.5	232.3	23.1	330	8.3	11.1	556	35.7	1.08	1.30	1.61	171	8.4
46	フレンチトースト	309	13.2	12.1	39.5	2.5	94	1.1	1.1	125	2.1	0.09	0.29	0.08	1	1.0
46	豆腐の和風あんかけ	144	11.5	5.4	13.5	2.3	71	2.2	1.0	4	0.4	0.23	0.12	0.13	0	1.2
46	梅にゅうめん	314	18.4	1.4	61.6	3.7	23	0.8	0.9	3	0.1	0.11	0.12	0.31	2	3.0
47	和風ポトフ	161	5.6	8.0	21.3	6.7	42	0.7	0.7	175	0.1	0.19	0.09	0.30	48	2.3
47	サケずし	316	9.6	3.8	62.7	1.5	55	0.6	1.2	19	3.5	0.08	0.06	0.16	10	1.8
1日5食の献立 1日合計		1244	58.3	30.7	198.6	16.7	285	5.4	4.9	326	6.2	0.70	0.68	0.98	61	9.3

掲載 ページ	料理名	エネルギー kcal	たんぱく質 g	脂質 g	炭水化物 g	食物繊維総量 g	カルシウム mg	鉄 mg	亜鉛 mg	ビタミンA μg	ビタミンD μg	ビタミンB_1 mg	ビタミンB_2 mg	ビタミンB_6 mg	ビタミンC mg	食塩相当量 g
	肉料理															
50	肉みそ	368	22.4	24.1	18.5	1.8	48	2.9	3.3	9	0.4	0.70	0.25	0.40	6	3.4
51	つくねハンバーグ	147	16.3	3.6	11.8	0.7	63	1.2	0.8	9	0.1	0.14	0.10	0.38	3	1.3
52	豚ヒレ肉のソテー シャリアピンソースかけ	155	23.8	2.7	8.6	0.4	12	1.5	2.4	2	0	1.24	0.27	0.53	3	1.4
53	豚肉の冷しゃぶ 梅肉ソースかけ	141	18.0	4.3	7.1	0.6	17	1.0	1.6	20	0.1	0.62	0.16	0.32	8	2.1
54	牛肉うどん	442	25.3	18.3	47.8	2.7	21	2.9	5.1	6	0	0.15	0.22	0.41	5	2.6
55	肉豆腐	437	30.5	29.0	16.5	2.2	155	4.9	5.6	2	0	0.24	0.27	0.47	4	2.9
56	タンドリーチキン	192	13.9	14.3	3.4	0.3	22	0.7	1.4	40	0.3	0.09	0.14	0.22	4	0.5
56	ハヤシライス	640	26.1	26.3	83.7	5.3	48	3.5	6.1	40	0.2	0.21	0.30	0.61	10	3.4
	魚料理															
58	タイめし	311	8.9	2.5	64.1	2.7	15	0.4	1.1	9	1.4	0.10	0.05	0.12	2	1.9
58	タラのケチャップ 野菜あんかけ	159	15.4	4.1	16.9	1.7	41	0.5	0.6	114	0.8	0.13	0.11	0.17	15	1.6
60	メカジキの 野菜マリネかけ	211	16.9	11.2	11.1	1.1	18	0.8	0.8	143	7.0	0.08	0.11	0.40	15	1.9
61	サケのごま風味づけ	149	18.9	6.4	4.6	0.2	19	0.5	0.5	30	26.4	0.22	0.14	0.34	0	1.0
62	サバの竜田揚げ	440	31.4	31.1	11.3	0	391	2.5	2.6	0	16.5	0.23	0.60	0.54	0	1.4
62	イワシのトマト煮	212	22.8	11.0	9.8	2.6	356	3.3	1.7	58	6.0	0.12	0.35	0.36	32	1.6
	卵料理															
64	卵豆腐のお吸い物	60	5.6	3.5	1.9	0.1	27	0.6	0.4	58	0.5	0.03	0.12	0.04	1	1.7
65	茶わん蒸し （1個）	54	5.0	3.3	1.3	0.3	15	0.5	0.4	56	1.1	0.03	0.12	0.05	0	1.1
66	とん平焼き	327	23.2	23.8	7.5	1.5	69	2.0	2.2	164	2.9	0.63	0.44	0.33	22	0.8
67	卵焼き A （シラス干し&ねぎ）	101	7.2	7.7	1.0	0.1	36	0.8	0.6	111	2.2	0.03	0.19	0.06	1	0.8
67	卵焼き B （青のり&サクラエビ）	104	8.2	7.7	0.8	0.2	78	1.2	0.7	114	1.9	0.04	0.20	0.06	0	0.8
67	卵焼き C （カニかま&チーズ）	118	8.4	8.9	1.3	0	64	0.8	0.7	119	2.0	0.03	0.21	0.05	0	1.0

掲載 ページ	料理名	エネルギー kcal	たんぱく質 g	脂質 g	炭水化物 g	食物繊維総量 g	カルシウム mg	鉄 mg	亜鉛 mg	ビタミンA μg	ビタミンD μg	ビタミンB_1 mg	ビタミンB_2 mg	ビタミンB_6 mg	ビタミンC mg	食塩相当量 g
	大豆・大豆製品料理															
68	厚揚げの甘酢いため	223	8.0	14.9	16.1	2.3	165	2.0	0.9	188	0	0.09	0.06	0.19	17	1.5
68	凍り豆腐の竜田揚げ	277	12.3	20.0	11.6	0.6	151	1.9	1.3	0	0	0.01	0.01	0.01	2	1.2
70	納豆つくね	225	19.1	14.9	6.1	2.0	43	1.7	1.5	78	0.6	0.10	0.33	0.50	8	0.6
70	洋風うの花	292	13.4	22.5	15.6	6.7	123	1.8	0.8	68	1.8	0.14	0.18	0.21	19	1.2
	野菜料理															
72	切り干し大根の ごま酢あえ	88	3.4	3.8	11.8	2.9	69	0.7	0.4	74	0.4	0.05	0.05	0.06	3	0.8
72	彩り野菜の トマト煮込み	84	1.6	4.3	11.4	2.4	20	0.6	0.3	45	0	0.08	0.05	0.20	49	0.7
74	きゅうりとサラダチキンの ピリ辛ごまあえ	77	6.6	5.4	2.0	0.7	22	0.3	0.3	20	0	0.04	0.05	0.19	8	0.4
74	にんじんと ツナのしりしり	148	7.4	11.7	4.5	1.3	25	0.9	0.5	341	1.8	0.06	0.15	0.10	2	0.7
76	長芋の梅たたき	50	1.5	0.3	11.0	0.9	13	0.5	0.2	0	0	0.06	0.01	0.06	4	1.0
76	みょうがと きゅうりの甘酢漬け	17	1.0	0.1	3.8	1.7	27	0.4	0.3	17	0	0.04	0.04	0.06	9	0.1
77	もやしの カレーサラダ	187	9.0	16.5	2.8	1.0	19	1.3	0.4	14	1.6	0.05	0.10	0.11	8	1.0
77	ブロッコリーの スープ煮	30	3.6	0.3	5.0	2.7	35	0.7	0.4	39	0.1	0.09	0.12	0.16	71	0.3
	汁物&スープ															
79	鶏肉とレタスの しょうがスープ	59	6.8	2.9	1.9	0.2	9	0.2	0.2	17	0	0.03	0.04	0.19	3	0.9
79	しめじととろろの みそ汁	97	6.0	4.6	10.1	2.3	59	1.2	0.7	14	0.2	0.12	0.09	0.09	3	1.7
80	かぼちゃの ポタージュ	194	7.9	6.8	31.7	3.9	211	0.7	1.0	405	0.5	0.15	0.36	0.32	51	0.8
81	じゃが芋のスープ	212	7.9	10.7	28.7	9.3	201	0.6	0.9	101	0.5	0.17	0.30	0.30	36	1.4
82	クラムチャウダー	236	16.1	10.3	27.0	8.5	193	13.9	2.3	272	0.4	0.19	0.29	0.28	37	2.3
83	中国風 コーンクリームスープ	132	4.8	4.1	20.0	1.8	14	0.8	0.7	57	1.0	0.04	0.14	0.05	3	1.0

掲載 ページ	料理名	エネルギー kcal	たんぱく質 g	脂質 g	炭水化物 g	食物繊維総量 g	カルシウム mg	鉄 mg	亜鉛 mg	ビタミンA μg	ビタミンD μg	ビタミンB1 mg	ビタミンB2 mg	ビタミンB6 mg	ビタミンC mg	食塩相当量 g
一皿料理																
84	三色丼	464	19.9	12.0	72.7	4.5	41	1.7	2.3	75	1.0	0.17	0.24	0.36	7	1.0
84	ビビンバ風 混ぜごはん	546	15.8	23.0	74.8	4.9	48	1.2	4.0	197	0	0.15	0.20	0.30	14	0.9
86	卵と豆腐の雑炊	171	8.7	4.5	25.2	1.4	53	1.2	1.0	53	1.0	0.09	0.13	0.08	0	1.6
87	チーズリゾット	316	7.4	11.1	47.4	0.3	113	0.6	1.4	30	0	0.06	0.08	0.09	3	0.8
88	トマトそうめん	332	12.1	1.4	71.8	4.7	36	1.5	0.8	103	0.2	0.18	0.10	0.23	20	1.3
89	鶏肉とブロッコリーの クリームパスタ	758	28.9	38.5	82.1	10.5	94	2.8	2.6	178	0.3	0.32	0.38	0.56	107	3.2
90	フレンチトースト	301	10.8	9.7	42.3	1.6	91	0.9	1.0	115	1.2	0.09	0.22	0.07	1	1.2
90	ピザパン ハーフ&ハーフ	295	13.0	14.2	32.5	3.2	114	0.9	0.9	55	0.8	0.08	0.12	0.11	9	1.6
92	お好み焼き	658	19.4	43.2	52.4	3.4	80	1.8	1.8	72	1.3	0.43	0.24	0.30	42	3.0
93	おかず系 ホットケーキ	412	14.0	23.1	40.1	1.4	253	1.3	1.4	158	0.7	0.18	0.26	0.11	18	1.6
デザート&ドリンク																
94	チーズ蒸しパン （1個）	236	7.1	11.9	26.4	0.5	158	0.3	0.8	75	0.4	0.04	0.13	0.02	0	0.7
95	バナナスムージー	134	3.8	3.3	24.1	0.6	109	0.2	0.5	36	0.2	0.06	0.16	0.23	10	0.1
95	おしるこ	259	11.8	0.9	52.5	7.1	75	2.9	1.6	0	0	0.04	0.06	0.02	0	0.5

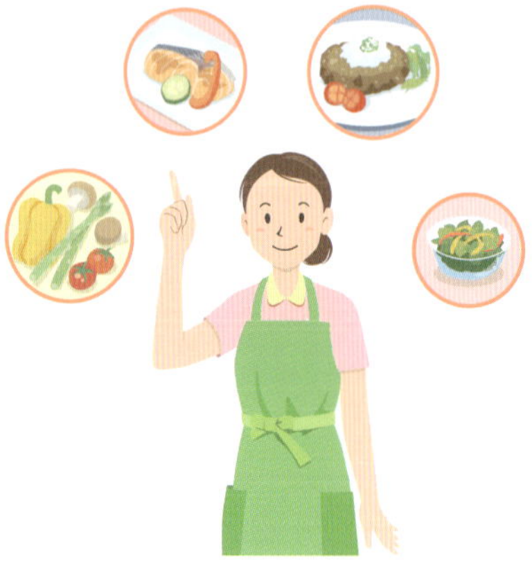

標準計量カップ・スプーンによる重量表（g）実測値

食品名	小さじ（5mL）	大さじ（15mL）	カップ（200mL）
水・酒・酢	5	15	200
あら塩（並塩）	5	15	180
食塩・精製塩	6	18	240
しょうゆ（濃い口・うす口）	6	18	230
みそ（淡色辛みそ）	6	18	230
みそ（赤色辛みそ）	6	18	230
みりん	6	18	230
砂糖（上白糖）	3	9	130
グラニュー糖	4	12	180
はちみつ	7	21	280
メープルシロップ	7	21	280
ジャム	7	21	250
油・バター	4	12	180
ラード	4	12	170
ショートニング	4	12	160
生クリーム	5	15	200
マヨネーズ	4	12	190
ドレッシング	5	15	–
牛乳（普通牛乳）	5	15	210
ヨーグルト	5	15	210
脱脂粉乳	2	6	90
粉チーズ	2	6	90
トマトピュレ	6	18	230
トマトケチャップ	6	18	240
ウスターソース	6	18	240
中濃ソース	7	21	250
わさび（練り）	5	15	–
からし（練り）	5	15	–
粒マスタード	5	15	–
カレー粉	2	6	–

食品名	小さじ（5mL）	大さじ（15mL）	カップ（200mL）
豆板醤・甜麺醤	7	21	–
コチュジャン	7	21	–
オイスターソース	6	18	–
ナンプラー	6	18	–
めんつゆ（ストレート）	6	18	230
めんつゆ（3倍濃縮）	7	21	240
ポン酢しょうゆ	6	18	–
焼き肉のたれ	6	18	–
顆粒だしのもと（和洋中）	3	9	–
小麦粉（薄力粉・強力粉）	3	9	110
小麦粉（全粒粉）	3	9	100
米粉	3	9	100
かたくり粉	3	9	130
上新粉	3	9	130
コーンスターチ	2	6	100
ベーキングパウダー	4	12	–
重曹	4	12	–
パン粉・生パン粉	1	3	40
すりごま	2	6	–
いりごま	2	6	–
練りごま	6	18	–
粉ゼラチン	3	9	–
煎茶・番茶・紅茶（茶葉）	2	6	–
抹茶	2	6	–
レギュラーコーヒー	2	6	–
ココア（純ココア）	2	6	–
米（胚芽精米・精白米・玄米）	–	–	170
米（もち米）	–	–	175
米（無洗米）	–	–	180

2017年1月改訂

●あら塩（並塩）　ミニスプーン（1mL）＝1.0g
●食塩・精製塩　ミニスプーン（1mL）＝1.2g
●しょうゆ　ミニスプーン（1mL）＝1.2g

●胚芽精米・精白米・玄米1合（180mL）＝150 g
●もち米1合（180mL）＝155g
●無洗米1合（180mL）＝160g

エネルギーが高い順

ページ	料理名	エネルギー kcal
89	鶏肉とブロッコリーのクリームパスタ	758
92	お好み焼き	658
56	ハヤシライス	640
37	すき焼き風冷やしうどん	566
84	ビビンバ風混ぜごはん	546
33	中華丼	519
84	三色丼	464
54	牛肉うどん	442
62	サバの竜田揚げ	440
55	肉豆腐	437
93	おかず系ホットケーキ	412
35	卵おにぎり	399
50	肉みそ	368
88	トマトそうめん	332
66	とん平焼き	327
47	サケずし	316
87	チーズリゾット	316
46	梅にゅうめん	314
58	タイめし	311
46	フレンチトースト	309
90	フレンチトースト	301
90	ピザパン　ハーフ&ハーフ	295
70	洋風うの花	292
34	ブリの照り焼き	279
68	凍り豆腐の竜田揚げ	277
36	サケのムニエル　タルタルソースかけ	270
95	おしるこ	259
82	クラムチャウダー	236
94	チーズ蒸しパン	236
34	ごはん	234
36	ごはん	234
70	納豆つくね	225
68	厚揚げの甘酢いため	223
62	イワシのトマト煮	212
81	じゃが芋のスープ	212
60	メカジキの野菜マリネかけ	211
80	かぼちゃのポタージュ	194
56	タンドリーチキン	192
77	もやしのカレーサラダ	187
86	卵と豆腐の雑炊	171
47	和風ポトフ	161
58	タラのケチャップ野菜あんかけ	159
52	豚ヒレ肉のソテー　シャリアピンソースかけ	155
32	トースト	149
61	サケのごま風味づけ	149
74	にんじんとツナのしりしり	148
51	つくねハンバーグ	147
46	豆腐の和風あんかけ	144
53	豚肉の冷しゃぶ　梅肉ソースかけ	141
95	バナナスムージー	134
34	とうがんのひき肉あんかけ	133
83	中国風コーンクリームスープ	132
32	スクランブルエッグ	129
67	卵焼きC（カニかま&チーズ）	118
67	卵焼きB（青のり&サクラエビ）	104
67	卵焼きA（シラス干し&ねぎ）	101
79	しめじととろろのみそ汁	97
72	切り干し大根のごま酢あえ	88
72	彩り野菜のトマト煮込み	84
35	豆腐のあんかけ汁	82
74	きゅうりとサラダチキンのピリ辛ごまあえ	77
36	ミニトマトとアボカドのごまじょうゆあえ	76
32	ジャムヨーグルト	65
64	卵豆腐のお吸い物	60
36	キウイヨーグルト	59
79	鶏肉とレタスのしょうがスープ	59
65	茶碗蒸し	54
76	長芋の梅たたき	50
34	小松菜としめじのお浸し	32
77	ブロッコリーのスープ煮	30
32	ブロッコリーのスープ	29
37	オレンジ	29
35	ほうれん草の砂糖じょうゆあえ	20
76	みょうがときゅうりの甘酢漬け	17
33	りんご	14

たんぱく質が多い順

ページ	料理名	たんぱく質 g
62	サバの竜田揚げ	31.4
55	肉豆腐	30.5
89	鶏肉とブロッコリーのクリームパスタ	28.9
37	すき焼き風冷やしうどん	26.8
56	ハヤシライス	26.1
54	牛肉うどん	25.3
36	サケのムニエル　タルタルソースかけ	24.5
52	豚ヒレ肉のソテー　シャリアピンソースかけ	23.8
66	とん平焼き	23.2
62	イワシのトマト煮	22.8
50	肉みそ	22.4
84	三色丼	19.9
92	お好み焼き	19.4
70	納豆つくね	19.1
33	中華丼	18.9
61	サケのごま風味づけ	18.9
46	梅にゅうめん	18.4
53	豚肉の冷しゃぶ　梅肉ソースかけ	18.0
34	ブリの照り焼き	17.7
60	メカジキの野菜マリネかけ	16.9
51	つくねハンバーグ	16.3
82	クラムチャウダー	16.1
84	ビビンバ風混ぜごはん	15.8
58	タラのケチャップ野菜あんかけ	15.4
93	おかず系ホットケーキ	14.0
56	タンドリーチキン	13.9
70	洋風うの花	13.4
46	フレンチトースト	13.2
90	ピザパン　ハーフ&ハーフ	13.0
68	凍り豆腐の竜田揚げ	12.3
88	トマトそうめん	12.1
95	おしるこ	11.8
46	豆腐の和風あんかけ	11.5
35	卵おにぎり	10.8
90	フレンチトースト	10.8
32	スクランブルエッグ	10.4
47	サケずし	9.6
77	もやしのカレーサラダ	9.0

ページ	料理名	たんぱく質 g
58	タイめし	8.9
86	卵と豆腐の雑炊	8.7
67	卵焼きC（カニかま&チーズ）	8.4
67	卵焼きB（青のり&サクラエビ）	8.2
68	厚揚げの甘酢いため	8.0
80	かぼちゃのポタージュ	7.9
81	じゃが芋のスープ	7.9
74	にんじんとツナのしりしり	7.4
87	チーズリゾット	7.4
67	卵焼きA（シラス干し&ねぎ）	7.2
94	チーズ蒸しパン	7.1
79	鶏肉とレタスのしょうがスープ	6.8
74	きゅうりとサラダチキンのピリ辛ごまあえ	6.6
79	しめじととろろのみそ汁	6.0
35	豆腐のあんかけ汁	5.7
47	和風ポトフ	5.6
64	卵豆腐のお吸い物	5.6
32	トースト	5.3
34	とうがんのひき肉あんかけ	5.1
65	茶碗蒸し	5.0
83	中国風コーンクリームスープ	4.8
34	ごはん	3.8
36	ごはん	3.8
95	バナナスムージー	3.8
32	ジャムヨーグルト	3.6
77	ブロッコリーのスープ煮	3.6
72	切り干し大根のごま酢あえ	3.4
32	ブロッコリーのスープ	3.3
34	小松菜としめじのお浸し	2.8
36	キウイヨーグルト	2.3
35	ほうれん草の砂糖じょうゆあえ	2.2
36	ミニトマトとアボカドのごまじょうゆあえ	1.6
72	彩り野菜のトマト煮込み	1.6
76	長芋の梅たたき	1.5
76	みょうがときゅうりの甘酢漬け	1.0
37	オレンジ	0.5
33	りんご	0.1

■医療解説

森 直治 ●もりなおはる

医学博士。東京慈恵会医科大学卒業。愛知医科大学医学部大学院医学研究科 緩和・支持医療学 教授。愛知医科大学病院 緩和ケアセンター、栄養治療支援センター、栄養部 部長。消化器外科医として、名古屋大学旧第一外科の関連病院で 20 年以上にわたり診療経験を積む中、がん患者の栄養ケアや緩和医療に深い関心を抱き、栄養サポートチーム（ＮＳＴ）や緩和ケアチームの活動に積極的にとり組む。カヘキシア（悪液質）対策をライフワークとし、臨床栄養および緩和医療に関する研究を推進している。2017 年より現職を務め、日本カヘキシア・サルコペニア学会理事長に就くほか、日本栄養治療学会理事としてＧＬＩＭ基準の普及をはじめ、国内外の栄養ケア向上に尽力している。

■栄養指導・献立作成・栄養価計算

竹内知子 ●たけうちともこ

管理栄養士。愛知医科大学病院栄養部所属。椙山女学園大学卒業。がん病態栄養専門管理栄養士。栄養サポートチーム（ＮＳＴ）専門療法士。がん患者さんの診断直後から終末期まで治療の全般において幅広くがんの栄養サポートに従事している。

原 なおり ●はらなおり

管理栄養士。愛知医科大学病院栄養部所属。名古屋学芸大学大学院栄養科学研究科前期博士課程修了。栄養教諭。病態栄養専門管理栄養士。栄養サポートチーム（ＮＳＴ）専門療法士。個々の患者さんの生活習慣に合わせた栄養支援ができるよう努めている。

土田実佳 ●つちだみか

管理栄養士。愛知医科大学病院栄養部所属。愛知学院大学卒業。病態栄養専門管理栄養士。日本糖尿病療養指導士。がんなどさまざまな疾患の栄養相談、外来化学療法室や緩和ケアチームでの栄養管理に従事する。

■料理

清水加奈子 ●しみずかなこ

管理栄養士、国際中医薬膳師、国際中医師、フードコーディネーター。女子栄養大学短期大学部卒業、国立北京中医薬大学卒業。企業の商品開発や販促企画、飲食店の立ち上げ、雑誌やテレビ、サイトにてダイエットレシピや薬膳レシピの提案などに携わる。

デザイン● tomo
撮影●宗田育子
スタイリング●佐々木カナコ
イラスト（11、12 ページ）●フクイサチヨ
校閲●くすのき舎
編集協力●中島さなえ　大塚博子

やせを防いで治療効果を高める
がん悪液質に立ち向かう食事
2025 年 3 月 25 日　初版第 1 刷刊行

著　者■森 直治　竹内知子　原 なおり
　　　　土田実佳　清水加奈子
発行者■香川明夫
発行所■女子栄養大学出版部
　　　　〒 170-8481　東京都豊島区駒込 3-24-3
電話　03-3918-5411（販売）
　　　03-3918-5301（編集）
URL ■ https://eiyo21.com/
印刷・製本■シナノ印刷株式会社

ISBN 978-4-7895-1440-8